新 お口で こんな動き できるかな？

口の適応力向上トレーニング

藤木辰哉

医学情報社

はじめに

　本書を手に取られた方は、口の機能に興味を持たれている方だと思います。
ただ、興味の方向は、「摂食・嚥下機能を向上させる方法を考えている」、「矯正歯科治療後の後戻りを予防するため」、「よだれをなんとかしたい」、「口の動きは重要だから勉強しようと思った」など、人それぞれだと思います。
　一方、全ての人が共通で同じように考えていることもあると思います。
　それは、「人間が本来持っている口の機能をできるだけ引き出してあげる」ということです。
　評価方法や対象が違うだけで、根本の目的やしていること自体は、全ての人であまり大きく違わないと思います。

　本書『新　お口でこんな動きできるかな？』は、上記のように、人間が本来持っている口の機能をできるだけ引き出してあげるための基本的な動きを身につけてもらうことをねらいとしています。

　いろいろな動きをしてもらい、できればOK、できなければ、できるようになってもらう、という形式になっていますので、皆様の興味や目的に応じて、よさそうな項目を自由に選んで、やっていただければよいと思います。

　なにからしたらよいのかわからない、という方もおられると思います。
　そのような方は、まず、口の動きを観る「観察力」を身につけることをお勧めします。最初は観るポイントがわからないかもしれませんので、「お口でこんな動きできるかな？」のPointに記載されたことに注意しながら、たくさんの人の口の動きをじっくり観察してみて下さい。人によって動きが違うことが少しずつわかってくると思います。
　また、「日常生活で気をつけること」の項目に着目して、例えば、患者さんが口をゆすぐときにどのようにコップを口にあてているのか、どのように水をはき出しているのか、などを観察してみて下さい。いろいろな人の動きのパターンが見えてくると思います。
　さらに、「お口のこんなところも見てみよう」を意識して、口の中を観察してみて下さい。人による違いがたくさん見えてくるはずです。
　このようにして観察力を高めることで、口の動きについて違いや問題点が見えてきて、こんなふうになってほしいという目標ができて、この項目をやってもらおう、という考えにつながっていくと思います。

　たくさんの人たちの口の動きを少しでもよくするためのきっかけ作りに、本書をご活用いただければ幸いです。

2016年10月

藤木　辰哉

はじめに（旧版）

　歯科治療をしていると、舌や頬粘膜が変に動いて処置しにくい人、嘔吐反射が強くて印象を採りにくい人など、処置しやすい人から処置しにくい人まで、いろいろな人がいることに気付きます。
　診療中に患者さんが口をゆすぐ様子を観察していると、頭を揺すってブクブクする人、口に水を入れてすぐにはき出す人、とても激しくブクブクする人、水をはき出すときに舌が前に出る人など、人それぞれ違っていることにも気付きます。
　普段の生活でも、食べるのがとても速い人、とても遅い人、なぜかいつも舌が前に出てきている人、舌が目立っている人など、口の動きに関して気になることが多々あります。

　どうしてこんなに違うのでしょう。

　口の動きは後天的に身につくものが多いため、成長する環境によって、いろいろなタイプの口になっていくのだと思われます。

　いろいろな場面でしっかり口を使う人は、口でいろいろな動きができるようになり、歯科処置がしやすい、適応力の高い口となっていくのではないでしょうか。
　逆にあまり口を使わない人は、口を自在に動かせず、舌や頬粘膜が変に動いて歯科処置がしにくい、特徴的な口になっていくのではないかと私は考えています。

　そこで私の医院では、「お口で こんな動き できるかな？」と、この本に記載された内容を患者さんにやってもらっています。口がしっかり動く人の場合、理解されたらすぐにできますし、逆に口が動かない人にとっては、とても難しい動きのようです。

　気になる患者さんがいたら、ぜひ、「お口で こんな動き できるかな？」と聞いてみてください。この本に書かれた動きができればOK、できなければ「できるようになった方がよいですよ」とアドバイスするだけです。

　難しく考える必要はありません。深い知識も診査もいりません。

　まずは、この本を読まれた方自身が、それぞれの動きができるかどうか、やってみましょう。そして、できない動きがあれば、できるようになりましょう。
　ゲーム感覚でやってもらってもよいでしょう。患者さんとのコミュニケーションの

　話題の一つとしてやってもらったり、幼稚園や老人ホームなどでの集団指導でゲームとしてみんなにやってもらったりなど、気軽にやってもらえればよいと思います。

　私の歯科医院は矯正歯科ですので、「きれいな形態（歯並び・かみ合わせ）には、きれいな口の動きがふさわしい」と説明して、この本に記載してある動きを身につけてもらっています。
　これは、予防歯科の分野でもいえるのではないでしょうか？「せっかくきれいに歯を保っているのだから、これをきちんと使わないともったいない」、「きれいな歯にはきれいな口の動きがふさわしい」と説明して、やってもらうとよいと思います。

　毎日するトレーニングではありません。
　できるようになることが目的ですので、思い出したときに、ちょっとやってもらったらよいでしょう。一度に集中してやる人、毎日コツコツやる人、人それぞれのやり方で自由にしてもらったらよいと思います。要は、できるようになってくれればよいのです。診療後に5分時間をとって一緒にやることで、できるようになる人もいます。

　科学的な裏付けがない内容もたくさん含まれています。
　わかりやすい表現を優先しましたので、専門家の方々にとっては、「少し言い過ぎ」と感じられるところもあるかと思います。
　納得できない箇所がある場合は、その部位を省いて利用していただいて結構です。
　使用する方が、少しアレンジして説明されてもよいと思います。
　筆者への意見やアドバイスも歓迎いたします。

　少しでも多くの人たちの口がもっと動くようになり、口の適応力が向上し、真のお口の健康を身につけてほしい、という願いをこめて、私はこの本を作成しました。
　少しでも多くの方々にこの本をご活用いただければ幸いです。

2012年3月

　　　　　　　　　　　　　　　　　　　　　　　　　　　　藤木　辰哉

目次

● はじめに

お口でこんな動きできるかな？

ページ

#		ページ
1.	こんなブクブクうがい できるかな？	10
2.	こんなガラガラうがい できるかな？	12
3.	歯みがきを10分以上続けられるかな？	14
4.	舌を広くしたり細くしたりできるかな？	16
5.	舌を細くしたまま、前に出したり後ろに下げたりできるかな？	18
6.	舌を上下に反らすことができるかな？	20
7.	舌の先をスポットにつけてじっとしていられるかな？	22
8.	「トゥ(Tu)トゥ(Tu)トゥ(Tu)…」と速く言えるかな？	24
9.	「カ(Ka)カ(Ka)カ(Ka)…」と速く言えるかな？	26
10.	口の中でガムを丸められるかな？	28
11.	口全体をふくらませられるかな？	30
12.	口の前の部分をふくらませられるかな？	32
13.	口の前の部分を上下交互にふくらませられるかな？	34
14.	舌の先でガムをうすくできるかな？	36
15.	舌を上あごにすいつけて、「ポン！」とならせるかな？	38
16.	舌を上あごにすいつけて、「ポン！」と100回ならせるかな？	40
17.	かみ合わせたままでも、「ポン！」と100回ならせるかな？	42
18.	口をあけて「ポン！」、かんで「ポン！」と交互にならせるかな？	44
19.	舌を上あごにすいつけたまま、口をあけて、じっとしていられるかな？	46
20.	アメをはさんでも、口をあけて、じっとしていられるかな？	48
21.	舌を上あごにすいつけて、口をあけたりかんだりできるかな？	50
22.	アメをはさんでも、口をあけたりかんだりできるかな？	52
23.	舌のまん中でガムをうすくできるかな？	54
24.	舌と上あごの間にアメをはさんだまま、じっとしていられるかな？	56
25.	くちびるをとがらせて、左右に動かせるかな？	58
26.	口角を左右に動かせるかな？	60
27.	下あごを左右に動かせるかな？	62
28.	くちびる、口角、下あごを、順番に動かせるかな？	64
29.	前歯でガムを2つに分けられるかな？	66

30. 上手にガムをかめるかな？	68
31. ガムをかみながら、上手につばを飲みこめるかな？	70
〈参考〉手を使って、お口を動かしてあげよう！	72

日常生活で気をつけること

		ページ
32. 前歯でかみ切って、奥歯でモグモグかんで 食べましょう！	76	
33. 上を向いて食べものを取りこまないように	77	
34. スプーンで食べるとき	78	
35. コップで飲むとき（ペットボトルで飲むとき）	79	
36. コップを深くくわえて飲んでいませんか？	80	
37. 飲み方に癖がついてしまっていたら、こんなふうに飲んでみましょう	81	
38. 口をゆすいで水をはき出すとき、どんなふうにはき出していますか？	82	
39. 口をとじて寝るようにしてみましょう	83	
〈32〜39の解説〉	84	

お口のこんなところも見てみよう

		ページ
40. 口をあけたとき、のどの奥まで見える	88	
41. 口腔前庭に指を入れると、痛がる	89	
42. 口を大きくあけても、舌が後退しない	90	
43. いつも口がポカンとあいている、同時に舌も前に出ている	91	
44. 嘔吐反射が強い	92	
45. 下顎前歯に器具が触れると、舌尖がその部位に寄ってくる	93	
46. かむ位置（顎位）が不安定	94	
47. 口角があまり伸びない、逆にとても伸びる	95	

● おわりに

イラスト（原画）：日高 香奈、牧村 絵里

・左側は患者説明用ページ（コピーをして使って下さい）
・右側は指導者用解説ページ

お口で こんな動き できるかな？

お口で こんな動き できるかな？

1 こんなブクブクうがい できるかな？

①水を口に入れます。

②右で10回ブクブクブク………、左で10回ブクブクブク………、上下の歯をかみ合わせた状態で、左右別々にブクブクする。

③これを左右5往復する。

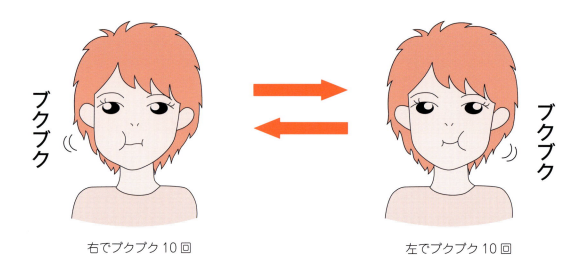

右でブクブク10回　　　　左でブクブク10回

これを5回くり返す（5往復）。

Point
- a. 上下の歯をかみ合わせて行うこと。
- b. 1秒に1回くらい。ゆっくりペースでブクブクすること。
- c. ほっぺたをしっかりふくらませて！
- d. ほっぺたをひっこめている時間よりも、ふくらませている時間の方を長く！
- e. 一定の速さ・リズムでブクブクできるように！
- f. 口から水がもれないでできるように！
- g. 途中で水を飲まないで5往復できるように！
- h. ブクブクのリズムと一緒に頭を動かさないように！
- i. 鼻で息をしながらやりましょう。
- j. むずかしい人は、水の量を多くしたり、少なくしたりしてやってみましょう。

　ほっぺたを左右片方ずつふくらませるのがむずかしい人は、まず口に水を入れることなく、口に空気をためて、左右片方ずつほっぺたをふくらませる練習をしてみましょう。
　片方のほっぺたを手で押さえながら、もう片方のほっぺたをふくらませていると、少しずつできるようになってきますよ。

① こんなブクブクうがいできるかな？

こんな人におすすめ!!
- ◆いつも口が開いている人（開いてしまう人）
- ◆嘔吐反射が強い人
- ◆かむのが苦手な人、上手にかめない人

　人間は、口の中に入った食べ物を舌や頬で奥歯の上へ運び、それをかんで食べています。上手にブクブクうがいができない人は、かむときに舌や頬で食べ物を奥歯の上へ上手に運べていないのかもしれません。きちんとかめるようになるために、舌や頬を上手に使えるようになることを目指します。

a．上下の歯をかみ合わせて行うこと。
b．1秒に1回くらい。ゆっくりペースでブクブクすること。
c．ほっぺたをしっかりふくらませて！
d．ほっぺたをひっこめている時間よりも、ふくらませている時間の方を長く！
e．一定の速さ・リズムでブクブクできるように！

　上下の歯をかみ合わせたままブクブクできない人、速いスピードでブクブクしてしまう人、ほっぺたを少ししかふくらませないでブクブクする人、ほっぺたをふくらませている時間よりひっこめている時間の方が長い人（休んでいる時間の方が長い人）、一定のリズムでブクブクできない人など、いろいろなパターンの人がいます。ここに書かれた1つ1つを守って、ブクブクうがいができるようになりましょう。

　このブクブクうがいをしていると、後頭部やのどぼとけ（甲状軟骨）の上付近が痛くなってきて、5往復できない人がいます。また、舌自体や頬がだるくなり、ブクブクの速さやリズムが不安定になる人もいます。おそらく、ブクブクうがいのときに使われている筋肉（口蓋舌筋や舌骨舌筋など）が普段の生活の中であまり使われていないのでしょう。これらの筋肉をしっかり使えるようになるためにも、ブクブクうがい5往復ができるようになりましょう。

f．口から水がもれないでできるように！

　口から水がもれる人は、口を閉じる力が弱く、いつも口が開いているのかもしれません。
　食べ物をかむときや、普段なにげないとき、口は閉じているべきです。食べ物をかむときに口が閉じられるように、また普段から口が閉じられるように、口から水がもれないでブクブクうがいができるようになりましょう。

g．途中で水を飲まないで5往復できるように！

　水を飲んでしまう人は、のどの奥が弱く、あまりかまずに丸飲みして食べているのかもしれません。
　のどの奥をしっかり使えるようにして、口の中でしっかり食べ物を処理できるようになるために、少なくともブクブクうがい5往復は、水を飲まないでできるようになりましょう。
　どうしても水を飲んでしまう人は、「9．カ（Ka）カ（Ka）カ（Ka）…と速く言えるかな？」をやってみましょう。

h．ブクブクのリズムと一緒に頭を動かさないように！

　食べ物をかむときに、一緒に頭を動かす人はいませんよね。ブクブクうがいのときに頭が一緒に動く人は、舌や頬を上手に動かせないのを頭の動きで補っていると思われます。
　舌や頬をしっかり動かせるようになるために、頭を動かさないでブクブクうがいができるようになりましょう。

i．鼻で息をしながらやりましょう。

　食べ物をかんで飲み込むときには、鼻から息ができることが大切です。また、普段の何気ないときも鼻で息をするべきです。
　少なくともブクブクうがい5往復の間、鼻で息をしていられるようになりましょう。

j．むずかしい人は、水の量を多くしたり、少なくしたりしてやってみましょう。

　このブクブクうがいが難しい人の中には、水を口へ入れすぎる人がいます。これらの人たちは、食べるときにも、たくさん食べ物を口へ入れて、ほおばって食べていると思われます。
　水の量を減らしてできるようであれば、適切な一口量について説明し、理解してもらいましょう。
　また、水の量を変えるだけで、口の動かしやすさが違うことを認識してもらうのもよいと思います。

こんな説明をして、できるまでやってもらおう！

お口で こんな動き できるかな？

2 こんなガラガラうがい できるかな？

①水を口に入れます。

②上を向いて、鼻から息をすった後で、ガラガラうがいをする。

③上を向いたまま、水をのどの奥にためたまま、鼻から息をすいこみ、もう一度ガラガラうがいをする。

④これを10回くり返す。

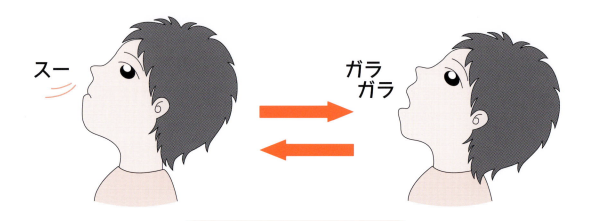

これを10回くり返す。

Point

- [ ] a．途中で水を飲まないように。
- [ ] b．しっかり上を向いて、のどの奥に水をためてやりましょう。
- [ ] c．口を大きくあけて、ガラガラすること！（「アー」と言うときと同じ口で！）
- [ ] d．10回くり返すまで、下を向かないように！
- [ ] e．ガラガラするときに、舌（ベロ）が下の前歯をこえて前に出ないように！
- [ ] f．ガラガラを長く！しっかり口から息をはきましょう。
- [ ] g．鼻からは息をすうだけにしましょう。（できるだけ鼻から息をはかないように！）
- [ ] h．ガラガラするときに、鼻から息がもれないでできるように！
- [ ] i．むずかしい人は、水の量を多くしたり、少なくしたりしてやってみましょう。

ガラガラするときに水が口からあふれてくる人は、水をもっとのどの奥まで入れてガラガラしてみましょう。
　ガラガラするときに水が口からあふれてくる人は、顔のまわりがぬれてもいいように、お風呂でやるとよいかもしれませんね。

こんな説明をして、できるまでやってもらおう！

② こんなガラガラうがいできるかな？

こんな人におすすめ!!
- ◆嘔吐反射が強い人
- ◆口呼吸の人

　食べ物をかむときや飲み込むときには、のどの奥の方（軟口蓋と舌後方部）が複雑な動きをします。この部位がしっかり使えるようになることを目指します。

a．途中で水を飲まないように。

　途中で水を飲んでしまう人は、のどの奥の方を上手に使えずに、食事のとき、あまりかまずに飲み込んでいるのかもしれません。

　水を飲みそうなときは、下を向いて飲まないようにこらえて、落ち着いたらまた上を向いてガラガラうがいをしましょう。そして少しずつ下を向く顔の角度を弱めていき、最終的には上を向いたまま、水を飲まないでガラガラうがいを10回できるようになりましょう。

b．しっかり上を向いて、のどの奥に水をためてやりましょう。

c．口を大きくあけて、ガラガラすること！（「アー」と言うときと同じ口で！）

　口の前の方に水をためてガラガラする人がいます（このような人は、ガラガラすると口から水があふれてきます）。また、少ししか上を向かずに、水をのどの奥まで入れないで、唾液でガラガラする人もいます。このような人には、のどの奥まで水を入れてガラガラするように指導しましょう。「アー」と口で言いながらガラガラしてもらうのもよいと思います。

　逆に慣れてきたら、水をのどの奥深くまで入れたり、浅く入れたりするなど、調節してガラガラうがいができるようになります。そこまでできるようになったらベストです。

d．10回くり返すまで、下を向かないように！

　鼻から息を吸うときにも、のどの奥に水をためておくことが大切です。下を向かないで鼻から息を吸えるようになりましょう。

e．ガラガラするときに、舌（ベロ）が下の前歯をこえて前に出ないように！

　水を口に入れることなく、楽な姿勢で上を向いて口を開けると、自然に舌は後ろに下がるはずです。この楽な姿勢のまま、無理な力を入れることなく、ガラガラうがいができるようになりましょう。

f．ガラガラを長く！ しっかり口から息をはきましょう。

g．鼻からは息をすうだけにしましょう。（できるだけ鼻から息をはかないように！）

　食べ物をかんで飲み込むときには、鼻から息ができることが大切です。また、普段の何気ないときも鼻で息をするべきです。

　鼻から息を吸って、口から息をはいて、ガラガラできるようになりましょう。

　ガラガラうがいを10回繰り返しても、息苦しくならないでできるようになりましょう。

h．ガラガラするときに、鼻から息がもれないでできるように！

　ガラガラするときには口から息をはくだけですが、鼻からも息がもれる人がいます。のどの奥の方がうまく使えていないと、このようになるのだと思われます。

　このような人には、鼻をつまんでガラガラしてもらいましょう。鼻から息を吸うときには、鼻をつまんでいる手をはなし、口から息をはいてガラガラするときだけ鼻をつまむのです。こうやって、口からだけ息をはく感覚を身につけていけば、鼻から息がもれにくくなってきます。

i．むずかしい人は、水の量を多くしたり、少なくしたりしてやってみましょう。

　水の量を変えるだけで、ガラガラうがいのしやすさが違うことを認識してもらうとよいと思います。

　ときどき、とても水を少なくして、ほとんど唾液だけでガラガラしている人もいますが、そのような場合は、もう少し水の量を増やしてできるよう、アドバイスすることも必要です。

お口で こんな動き できるかな？

3 歯みがきを10分以上続けられるかな？

①歯ブラシに歯みがき粉を少しつける。

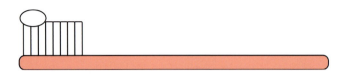

②この歯ブラシを使って、口をとじたまま、つばをはき出したり飲み込んだりすることなく、10分以上歯みがきをする。

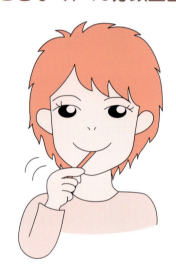

フッ素入りの歯みがき粉を使ってするようにしましょう。

Point
- □ a. 10分間、口の中にたまったつばを、はき出したり飲みこんだりしないように！
（どうしても無意識のうちにつばを飲み込んでしまう人は、歯みがき粉をつけずにやりましょう）
- □ b. 口からつばがたれないように、口をとじてやりましょう。
- □ c. 鼻で呼吸しながらすること。
- □ d. 口の中のいろいろなところで、歯ブラシを動かし続けることが大切です。

　ここでは、歯をきれいにみがくことは目的にしていません。しかし、この動きをできるようになるとともに、きれいに歯をみがく技術も身につけられれば、一石二鳥です。
　慣れてきたら、テレビを見たり、本を読んだりしながら、このように歯みがきするのもよいと思います。

こんな説明をして、できるまでやってもらおう！

③ 歯みがきを10分以上続けられるかな？

こんな人におすすめ!!
- いつも口が開いている人（開いてしまう人）
- 口呼吸の人
- 嘔吐反射が強い人
- 舌がいつも前に出てきている人
- 歯科治療中に舌や頬粘膜が変に動いて処置しにくい人

　口は、食べ物を外から取り込む入口であり、食道の方へ送り出す出口でもあります。普段、口の入口は上下のくちびるで閉鎖され、出口は舌と軟口蓋で閉鎖されています。
　口の機能に問題を抱えている人は、この入口と出口が普段から開いていたり、閉鎖していてもこの部分を上手に使えなかったりする人が多いように感じます。ここでは、口の入口と出口をきちんと閉鎖できるようになること、そして上手に使えるようになることを目指します。

a．10分間、口の中にたまったつばを、はき出したり飲みこんだりしないように！（どうしても無意識のうちにつばを飲み込んでしまう人は、歯みがき粉をつけずにやりましょう）
b．口からつばがたれないように、口をとじてやりましょう。
　10分間歯みがきを続けると、たくさんつばが出てきます。このつばを、口の中にためておけるようになることが、この動きの一番の目的です。
　いつも口が開いている人は口からつばがたれてきやすいので、つばがたれることなく歯みがきできるようになりましょう。10分間が難しい人は、まずは1分間、そして2分間…、と少しずつ時間を延ばしてみましょう。
　つばを飲み込むのをがまんできずに、無意識のうちに、つばをどんどん飲み込んでしまう人がいます。これを治すのは難しいのですが、少し下を向いて、つばがのどの方へ流れていかないように工夫するなど、できるだけつばを飲まずにできるようになりましょう。どうしてもつばを飲んでしまう人は、まずは歯みがき粉をつけずにやってみましょう。
　どうしてもつばを飲み込んでしまう人は、「1．こんなブクブクうがい できるかな？」、「2．こんなガラガラうがい できるかな？」、「9．カ（Ka）カ（Ka）カ（Ka）…と速く言えるかな？」をやってみるのもよいと思います。

c．鼻で呼吸しながらすること。
　この動きを身につけるもうひとつの目的は、鼻からの呼吸できるようになることです。この動きをしている間は、口の入口と出口を閉鎖しておく必要がありますので、鼻からしか呼吸できません。この動きを身につけて、10分以上鼻から呼吸していられるようになりましょう。

d．口の中のいろいろなところで、歯ブラシを動かし続けることが大切です。
　ここでは、つばを口の中にためておけるようになることを目的にしています。そこで、つばがたくさん出るように、歯ブラシを動かし続けることは大切です。また、この動きでは、口の中にたくさん刺激を与えることもねらっていますので、口の中のいろいろな部位へ歯ブラシをあてるようにすることも大切です。

　この動きでは、歯をきれいにみがくことは目的にしていません。しかし全ての歯をきれいにみがければ、必然的に口の中のいろいろな部位に刺激を与えることにもつながりますし、きれいに歯みがきもできて、一石二鳥です。
　口腔機能に問題を抱えている人は、口をあまり動かさないため、つばによる自浄作用が働かず、口の中に汚れがたまりやすくなります。この動きを身につけることによって、つばがたくさん出て、口が動くようになり、歯みがきもできようになれば、口が健康になっていくと思います。

お口で こんな動き できるかな？

4 舌（ベロ）を広くしたり細くしたりできるかな？

①口を少しあけて、舌（ベロ）を前に出す。

②そのまま、舌（ベロ）を広くして10秒止める。

③次に、舌（ベロ）を細くして10秒止める。

④これを5回くり返す。

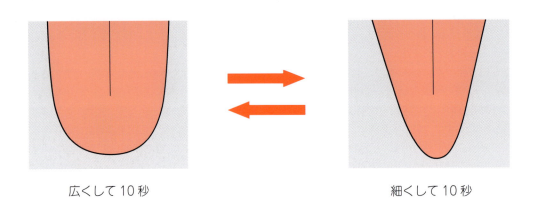

広くして10秒　　　　　　　　　細くして10秒

これを5回くり返す（5往復）。

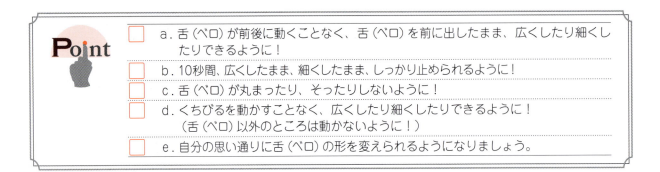

Point
- a. 舌（ベロ）が前後に動くことなく、舌（ベロ）を前に出したまま、広くしたり細くしたりできるように！
- b. 10秒間、広くしたまま、細くしたまま、しっかり止められるように！
- c. 舌（ベロ）が丸まったり、そったりしないように！
- d. くちびるを動かすことなく、広くしたり細くしたりできるように！（舌（ベロ）以外のところは動かないように！）
- e. 自分の思い通りに舌（ベロ）の形を変えられるようになりましょう。

こんな説明をして、できるまでやってもらおう！

❹ 舌（ベロ）を広くしたり 細くしたり できるかな？

こんな人におすすめ!!
◆食べるのがとても速い人、とても遅い人
◆かむのが苦手な人、上手にかめない人
◆歯科治療中に舌や頬粘膜が変に動いて処置しにくい人
◆飲み込むのが苦手な人、苦しそうに飲み込んでいる人

　食べ物をかんだり飲み込んだりするときには、舌自体が形を変えながら、複雑な動きをします。これは無意識のうちに行われますが、意識下でも舌の形を変えられるようになりたいところです。
　また、この後の項目を身につけるためにも、この動きはできるようになっておきたいところです。

a．舌（ベロ）が前後に動くことなく、舌（ベロ）を前に出したまま、広くしたり細くしたりできるように！
　外舌筋（舌を前後左右に動かす筋肉）を使うことなく、内舌筋（舌自体の形を変える筋肉）だけを意識的に動かせるようになりましょう。

b．10秒間、広くしたまま、細くしたまま、しっかり止められるように！
　舌を広くしたり細くしたりできても、それを持続できない人がいます。内舌筋（舌自体の形を変える筋肉）の筋力や持久力の問題かもしれません。舌を広くしたまま、細くしたまま、10秒間は止められるようになりたいところです。

c．舌（ベロ）が丸まったり、そったりしないように！
　舌を丸める動きや反る動きも大切ですが、舌を広くしたり細くしたりする動きとは別にできるようになりたいところです。

d．くちびるを動かすことなく、広くしたり細くしたりできるように！（舌（ベロ）以外のところは動かないように！）
　食べるときには、舌やくちびるなど、多くの部位が協調して動きますが、舌だけ単独で動かせることも大切です。

e．自分の思い通りに舌（ベロ）の形を変えられるようになりましょう。
　舌を広くしたり細くしたりができるようになったら、丸めたり、上に反らせたり、もっといろいろな動きもやってみましょう。

お口で こんな動き できるかな？

5 舌（ベロ）を細くしたまま、前に出したり 後ろに下げたり できるかな？

①口を少しあけて、舌（ベロ）を前に出す。

②舌（ベロ）を細くする。

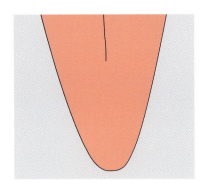

③舌（ベロ）を細くしたまま、後ろに下げたり（口の中へ入れたり）、前に出したりする（前後5往復）。

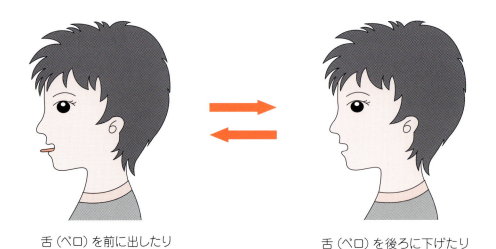

舌（ベロ）を前に出したり　　　　　舌（ベロ）を後ろに下げたり

これを5回くり返す（5往復）。

Point
- ☐ a. 舌（ベロ）は前にあるときも、後ろにあるときも細くしたままで！
（後ろに下げたとき、少し広がるのはOKです）
- ☐ b. 舌（ベロ）が丸まったり、そったりしないように！
- ☐ c. くちびるを動かすことなく、前後に動かせるように！
（舌（ベロ）以外のところは動かないように！）

こんな説明をして、できるまでやってもらおう！

❺ 舌（ベロ）を細くしたまま、前に出したり後ろに下げたりできるかな？

こんな人におすすめ!!
- ◆食べるのがとても速い人、とても遅い人
- ◆かむのが苦手な人、上手にかめない人
- ◆歯科治療中に舌や頬粘膜が変に動いて処置しにくい人
- ◆飲み込むのが苦手な人、苦しそうに飲み込んでいる人
- ◆嘔吐反射が強い人

　食べ物をかんだり飲み込んだりするときには、舌自体が形を変えながら、複雑な動きをします。これは無意識のうちに行われますが、意識下でも舌を自由に動かせるようになりたいところです。
　また、この後の項目を身につけるためにも、この動きはできるようになっておきたいところです。

a．舌（ベロ）は前にあるときも、後ろにあるときも細くしたままで！（後ろに下げたとき、少し広がるのはOKです）

b．舌（ベロ）が丸まったり、そったりしないように！
　　内舌筋（舌自体の形を変える筋肉）を使うことなく、外舌筋（舌を前後左右に動かす筋肉）だけを意識的に動かせるようになりましょう。

c．くちびるを動かすことなく、前後に動かせるように！（舌（ベロ）以外のところは動かないように！）
　　食べるときには、舌やくちびるなど、多くの部位が協調して動きますが、舌だけ単独で動かせることも大切です。

お口で こんな動き できるかな？

6 舌（ベロ）を上下に反らすことができるかな？

①口を少しあけて、舌（ベロ）を前に出す。

②そのまま、舌（ベロ）の先を、上くちびるの上につけたり、下くちびるの下につけたりする。

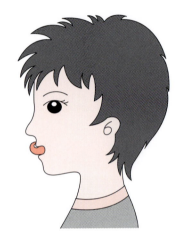

舌（ベロ）の先を、上くちびるの上につける。

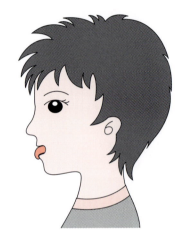

舌（ベロ）の先を、下くちびるの下につける。

- ☐ a. くちびるが動いても問題ありません。
- ☐ b. 舌（ベロ）を上下に反らせてすること！
- ☐ c. 舌（ベロ）の先を上くちびるの上や、下くちびるの下にきちんとつけること！
- ☐ d. 舌（ベロ）をしっかり前に出せることも大切です。

⑥ 舌(ベロ)を上下に反らすことができるかな？

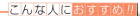

こんな人におすすめ!!
- ◆食べるのがとても速い人、とても遅い人
- ◆かむのが苦手な人、上手にかめない人
- ◆歯科治療中に舌や頬粘膜が変に動いて処置しにくい人
- ◆飲み込むのが苦手な人、苦しそうに飲み込んでいる人
- ◆嘔吐反射が強い人

食べ物をかんだり飲み込んだりするときには、舌自体が形を変えながら、複雑な動きをします。この動きは無意識のうちに行われますが、意識下でも舌の形を自在に変えたり動かしたりできるようなりたいところです。

こんな説明をして、できるまでやってもらおう！

a．くちびるが動いても問題ありません。
b．舌（ベロ）を上下に反らせてすること！
c．舌（ベロ）の先を上くちびるの上や、下くちびるの下にきちんとつけること！

　舌をしっかり上下に反らせるようになることが目標です。あまりくちびるを動かさずにできれば、その方がよいですが、多少くちびるが動いても気にすることなく、しっかり舌を上下に反らすことができるようになりましょう。

d．舌（ベロ）をしっかり前に出せることも大切です。

　舌をあまり前に出さずに、くちびるを口の中に巻き込んで、舌の先（舌尖）をくちびるの上や下につける人がいます。多少くちびるが動いてもよいのですが、くちびるの動きだけで、舌の先をくちびるの上や下につけてもあまり意味がありません。そのためにも、舌をしっかり前に出してこの動きをすることは大切です。舌を上下に反らせることが一番の目的、ということを忘れないようにしましょう。

お口で こんな動き できるかな？

7 舌（ベロ）の先をスポットにつけてじっとしていられるかな？

①口を少しあけて、舌（ベロ）を細くして、舌（ベロ）の先をスポットにつけます。

②そのまま15秒間、舌（ベロ）を動かさないでいられるようになりましょう。

★スポット：上の前歯の後ろの歯肉で、プクッとふくらんでいるあたり（切歯乳頭付近）。

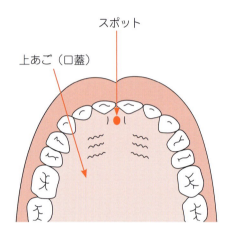

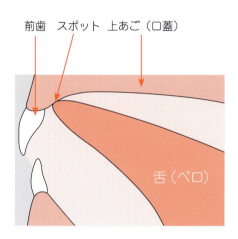

- [ ] a. 舌（ベロ）の先が歯に当たったり、後ろに下がりすぎたりしないように！
- [ ] b. 舌（ベロ）は細くしたまま、まっすぐのばしてスポットにつけましょう。
- [ ] c. 舌（ベロ）の裏をスポットにつけないように！
（舌（ベロ）の先をスポットにつけましょう）
- [ ] d. 舌（ベロ）のまん中（舌背）が上あごにつくのはOKです。

❼ 舌（ベロ）の先をスポットにつけてじっとしていられるかな？

こんな説明をして、できるまでやってもらおう！

こんな人におすすめ!!
- ◆食べるのがとても速い人、とても遅い人
- ◆飲み込むのが苦手な人、苦しそうに飲み込んでいる人
- ◆上顎前突の人、下顎前突の人、開咬の人
- ◆舌がいつも前に出てきている人

　飲み込むときには、舌の先をしっかり固定することが大切です。ここでは、舌の先を飲み込むときの位置につけて、動かないでいられるようになることを目指します。

a．舌（ベロ）の先が歯に当たったり、後ろに下がりすぎたりしないように！
　飲み込むときの舌の先の位置をしっかり身につけましょう。
　筆者は、この位置を「上の前歯に当たらない、ぎりぎりの歯ぐきのところ」と説明しながら、患者さんにやってもらっています。

b．舌（ベロ）は細くしたまま、まっすぐのばしてスポットにつけましょう。
c．舌（ベロ）の裏をスポットにつけないように！（舌（ベロ）の先をスポットにつけましょう）
d．舌（ベロ）のまん中（舌背）が上あごにつくのはOKです。

　舌の先の位置は、自分ではわかりにくいものです。舌の先をピンセットでつついて、「ここをスポットにつけるんだよ」と説明してあげた方がよいと思います。
　飲み込むときには、舌の先をスポット、舌のまん中（舌背）を上あご（口蓋）につけることが大切です。舌の先をスポットにつけて止めるのは、きれいな飲み込み方を身につけるための最初のステップです。
　舌を持ち上げる力が弱い人には少し難しいかもしれませんが、まずは舌の先をスポットにつけること、そして3秒じっとしていること、5秒じっとしていること、と少しずつ時間を延ばしていけば、きっとできるようになります。

　15秒間じっとしているのが難しい人は、「8．トゥ（Tu）トゥ（Tu）トゥ（Tu）…と速く言えるかな？」を並行してやってみましょう。

お口で こんな動き できるかな？

8 「トゥ(Tu) トゥ(Tu) トゥ(Tu)…」と速く言えるかな？

① 「トゥ(Tu) トゥ(Tu) トゥ(Tu)」と2〜3回言って、「トゥ(Tu)」と言うときに、舌（ベロ）の先がスポットについていることを確認します。

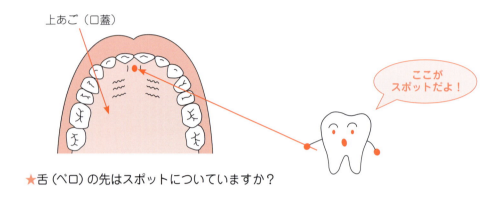

★舌（ベロ）の先はスポットについていますか？

② 1秒間に4回のペースで、「トゥ(Tu) トゥ(Tu) トゥ(Tu) トゥ(Tu)」と言い、これを10秒間続けます。

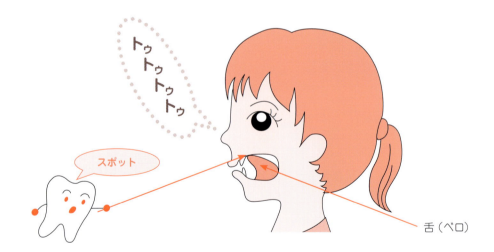

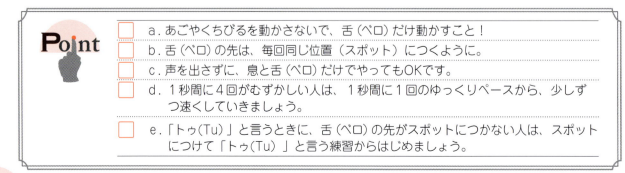

Point
- a. あごやくちびるを動かさないで、舌（ベロ）だけ動かすこと！
- b. 舌（ベロ）の先は、毎回同じ位置（スポット）につくように。
- c. 声を出さずに、息と舌（ベロ）だけでやってもOKです。
- d. 1秒間に4回がむずかしい人は、1秒間に1回のゆっくりペースから、少しずつ速くしていきましょう。
- e. 「トゥ(Tu)」と言うときに、舌（ベロ）の先がスポットにつかない人は、スポットにつけて「トゥ(Tu)」と言う練習からはじめましょう。

こんな説明をして、できるまでやってもらおう！

❽「トゥ（Tu）トゥ（Tu）トゥ（Tu）…」と速く言えるかな？

こんな人におすすめ!!
- ◆食べるのがとても速い人、とても遅い人
- ◆飲み込むのが苦手な人、苦しそうに飲み込んでいる人
- ◆上顎前突の人、下顎前突の人、開咬の人
- ◆舌がいつも前に出てきている人

　舌の先を、飲み込むときの位置に正確につけられるようになることを目指します。

a．あごやくちびるを動かさないで、舌（ベロ）だけ動かすこと！
　飲み込むときには、舌や軟口蓋などたくさんの部位が協調して動きますが、あごやくちびるは動きません。ここでも、あごやくちびるを動かすことなく、舌だけ動かせるようになることを目指します。

b．舌（ベロ）の先は、毎回同じ位置（スポット）につくように。
　飲み込むときの舌の先の位置をしっかり身につけましょう。

c．声を出さずに、息と舌（ベロ）だけでやってもOKです。
d．1秒間に4回がむずかしい人は、1秒間に1回のゆっくりペースから、少しずつ速くしていきましょう。
　吹奏楽の管楽器演奏時に練習するタンギングという動きと同じ動きです。管楽器演奏のために必要な動きで、誰でもできるようになる動きですので、少しずつやってみましょう。

e．「トゥ（Tu）」と言うときに、舌（ベロ）の先がスポットにつかない人は、スポットにつけて「トゥ（Tu）」と言う練習からはじめましょう。
　開咬や下顎前突の人は、舌の先をスポットにつけることなく「トゥ（Tu）」と言っている場合が多いです。長年の癖を簡単に変えることは難しいですが、まずは舌の先をスポットにつけて「トゥ（Tu）」と言えるようにがんばりましょう。

お口で こんな動き できるかな？

9 「カ(Ka) カ(Ka) カ(Ka)…」と速く言えるかな？

① 「カ(Ka) カ(Ka) カ(Ka)」と2～3回言って、「カ(Ka)」と言うときに のどの奥の方（舌（ベロ）の奥と のどちんこのあたり）を使っていることを確認します。

② 1秒間に4回のペースで、「カ(Ka) カ(Ka) カ(Ka) カ(Ka)」と言い、これを10秒間続けます。

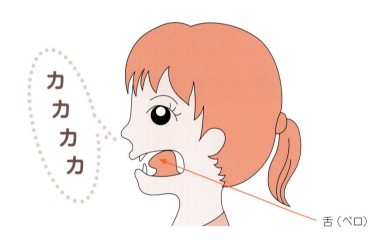

舌（ベロ）

☐ a．あごやくちびるを動かさないで、のどの奥の方だけ動かすこと！

☐ b．声を出さずに、息だけでやってもOKです。

☐ c．1秒間に4回がむずかしい人は、1秒間に1回のゆっくりペースから、少しずつ速くしていきましょう。

こんな説明をして、できるまでやってもらおう！

⑨ 「カ（Ka）カ（Ka）カ（Ka）…」と速く言えるかな？

こんな人におすすめ!!
- ◆食べるのがとても速い人、とても遅い人
- ◆よくむせる人
- ◆口呼吸の人（鼻がつまりやすい人、いつも口が開いている人など）
- ◆嘔吐反射が強い人

　食べ物をかむときや飲み込むときには、のどの奥の方（軟口蓋と舌後方部）が複雑な動きをします。この部位がしっかり使えるようになることを目指します。
　口全体を動かすことなく、のどの奥の方だけ動かせるようになることを目指します。

a . あごやくちびるを動かさないで、のどの奥の方だけ動かすこと！
　飲み込むときには、舌や軟口蓋などたくさんの部位が協調して動きますが、あごやくちびるは動きません。ここでも、あごやくちびるを動かすことなく、舌と軟口蓋だけを動かせるようになることを目指します。

b . 声を出さずに、息だけでやっても OK です。

c . 1 秒間に 4 回がむずかしい人は、1 秒間に 1 回のゆっくりペースから、少しずつ速くしていきましょう。
　食べ物をあまりかまずに飲み込んでしまう人などには難しい動きかもしれません。まずは 1 秒に 1 回くらいのゆっくりペースから、少しずつ速く言えるようになりましょう。

お口で こんな動き できるかな？

10 口の中でガムを丸められるかな？

①ガムをかんで、やわらかくします。

②口の中で、ガムを丸めます。

③舌（ベロ）の上にガムをのせて、どれくらい丸くなったか、鏡で確認しましょう。

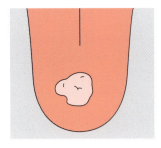
こんな形では、まだまだ！

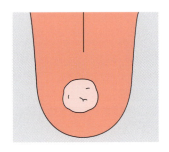
これくらい丸めましょう！

キシリトール100％のガムを使ってやるようにしましょう。

- ☐ a．ガムは、大きすぎず、小さすぎないものを使いましょう。（粒ガム1個くらい）
- ☐ b．舌（ベロ）だけでなく、歯や頬を使ってもOKです。
- ☐ c．口はいくら動いてもOKですが、口があかないように！（上下のくちびるはくっつけておくこと）
- ☐ d．ガムがボールのような形になるまでがんばりましょう。（表面がつるつるになる必要はありません）
- ☐ e．どうしても丸くできない人は、少しガムの量を増やして（粒ガム2個くらい）やってみましょう。

こんな説明をして、できるまでやってもらおう！

⑩ 口の中でガムを丸められるかな？

こんな人におすすめ!!
- ◆食べるのがとても速い人、とても遅い人
- ◆かむのが苦手な人、上手にかめない人
- ◆歯科治療中に舌や頬粘膜が変に動いて処置しにくい人
- ◆唾液が少ない人、出にくい人、口の中が乾燥しやすい人

　食べ物をかんでいるときには、舌などが複雑な動きをして、食べ物を飲み込みやすい状態にしています。これは無意識のうちに行われますが、意識下でも口の中で食べ物を自在に扱えるようになることを目指します。

a．ガムは、大きすぎず、小さすぎないものを使いましょう。（粒ガム1個くらい）
　筆者は、オーラルケア社のキシリトールガム1粒で行っています。

b．舌（ベロ）だけでなく、歯や頬を使ってもOKです。
c．口はいくら動いてもOKですが、口があかないように！（上下のくちびるはくっつけておくこと）
d．ガムがボールのような形になるまでがんばりましょう。（表面がつるつるになる必要はありません）
　食べるときには、食べ物を口の中で飲み込める状態に処理（かんだり、すりつぶしたり、唾液と混ぜ合わせたりなど）します。この間、上下のくちびるはくっつけたままです。口が開いていると、食べ物を上手に処理できません。
　ガムを丸めるときに口が開いてしまう人は、食べるときにも口が開いていて、食べ物を上手に処理できていないのかもしれません。鏡でチェックしながら、上下のくちびるをくっつけたままガムをボールのような形にできるようにがんばりましょう。

e．どうしても丸くできない人は、少しガムの量を増やして（粒ガム2個くらい）やってみましょう。
　普段、ほおばって食べる人などは、少し大きめのガムの方がやりやすいようです。ガムの大きさをいろいろ変えることで、丸めやすさが違うことを認識してもらい、粒ガム1個でも丸められるようになりたいところです。

お口で こんな動き できるかな？

11 口全体をふくらませられるかな？

①上下の歯を軽くかみ合わせて、くちびるをとじる。

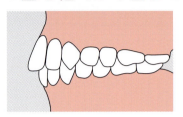 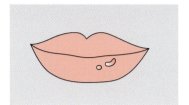

②鼻から息を吸ったあと、口全体をふくらませて、30秒間じっとする。

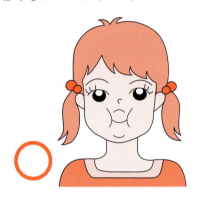

○　口の前（上下）と、左右のほっぺたをふくらませる

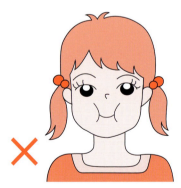 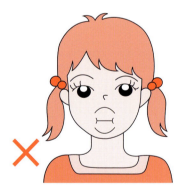

×　ほっぺたしかふくらまない　　　×　口の前しかふくらまない

Point

- [ ] a. 口全体（口の前、ほっぺた）が、しっかりふくらむこと。
- [ ] b. 口全体がふくらんでいるか、指で押して確認しましょう（口の前の上下、左右のほっぺた）。
- [ ] c. 30秒間、口から息がもれないように！
- [ ] d. 30秒間、しっかりふくらませたままで！　しぼまないように！
- [ ] e. 30秒間、口の中にためた空気が鼻の方から抜けていかないように！
- [ ] f. 30秒間、口のまわりが動かないように！　軽くかみ合わせたままで！
- [ ] g. 鼻で息をしながらやりましょう。

⓫ 口全体をふくらませられかな？

こんな people におすすめ!!
- ◆いつも口が開いている人（開いてしまう人）
- ◆口呼吸の人
- ◆嘔吐反射が強い人
- ◆上顎前突の人、下顎前突の人、開咬の人

普段、楽にしているときには、上下のくちびるが接触し、口は閉じているのが自然です。また、食べ物をかんだり飲み込んだりするときも、上下のくちびるは接触しているべきだと思います。ここでは、口のまわりの筋肉をしっかり使えるようにして、いつも上下のくちびるを接触させていられるようになることを目指します。

a．口全体（口の前、ほっぺた）が、しっかりふくらむこと。
b．口全体がふくらんでいるのか、指で押して確認しましょう（口の前の上下、左右のほっぺた）。

左右のほっぺたしかふくらまない人（口の前を同時にふくらませられない人）がいます。前歯の位置などの要因により、難しい場合もありますが、できれば、左右のほっぺたと口の前の上下を同時にふくらませられるようになりたいところです。

左右のほっぺたをあまりふくらませられない人もいます。このような人は、ほっぺたをあまり上手に使えていないのかもしれません。ほっぺたをあまりふくらませられない人は、「1．こんなブクブクうがい できるかな？」をやって、ほっぺたをしっかり動かせるようになりましょう。

c．30秒間、口から息がもれないように！

口から息がもれる人は、口を閉じる力が弱く、いつも口が開いているのかもしれません。

どうしても口から息がもれる人は、口の中にためる空気の量を少なめにしてやってみましょう。ただし、このときも、口全体（口の前の上下、左右のほっぺた）をふくらませることが大切です。

d．30秒間、しっかりふくらませたままで！　しぼまないように！
e．30秒間、口の中にためた空気が鼻の方から抜けていかないように！

30秒の間に、いつの間にか口がしぼんでしまっている人がいます。また、鼻の方から空気が抜けていく人もいます。このような人は、のどの奥（舌と軟口蓋の接触）が弱く、そこから空気が抜けているのだと思われます。

この動きを練習することにより、のどの奥（舌と軟口蓋の接触）をしっかりできるのかはわかりませんが（摂食嚥下の分野のブローイング訓練（軟口蓋と咽頭後壁の接触）の効果もまだよくわかっていないようです）、少しでもよくなることを信じて、この動きができるようになりましょう。

どうしてもできない場合は、「1．こんなブクブクうがい できるかな？」、「2．こんなガラガラうがい できるかな？」、「9．カ（Ka）カ（Ka）カ（Ka）…と速く言えるかな？」もやってみましょう。

f．30秒間、口のまわりが動かないように！　軽くかみ合わせたままで！

30秒の間に、口のまわりがピクピクしたり、口のまわりに変な力が入ってしまう人がいます。また、上下の歯がはなれてしまう人もいます。このような人は、口のまわりの力が弱いのかもしれません。

このような人は、「1．こんなブクブクうがい できるかな？」、「25．くちびるをとがらせて、左右に動かせるかな？」、「26．口角を左右に動かせるかな？」もやってみましょう。

g．鼻で息をしながらやりましょう。

30秒間、息を止めているのではなく、鼻でゆっくり呼吸しながらやりましょう。

お口で こんな動き できるかな？

12 口の前の部分をふくらませられるかな？

①上下の歯を軽くかみ合わせて、くちびるをとじる。

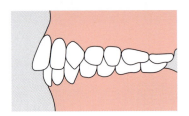
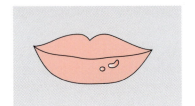

②鼻から息を吸ったあと、口の前の部分の上だけふくらませて30秒間じっとする。そのあと、下だけふくらませて30秒間じっとする。

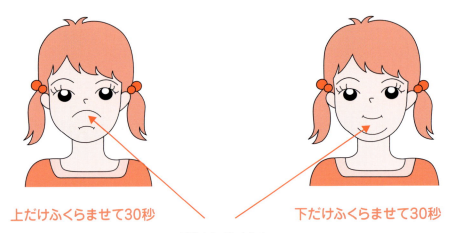

上だけふくらませて30秒　　　　下だけふくらませて30秒

この部分をふくらませる。

Point
- a. ほっぺたがふくらまないように！　口の前の部分だけふくらませましょう。
- b. 上下別々にふくらませること！
- c. 口の前の部分がふくらんでいるか、指で押して確認しましょう。
- d. 30秒間、口から息がもれないように！
- e. 30秒間、しっかりふくらませたままで！　しぼまないように！
- f. 30秒間、口の中にためた空気が鼻の方から抜けていかないように！
- g. 30秒間、口のまわりが動かないように！　軽くかみ合わせたままで！
- h. 鼻で息をしながらやりましょう。

こんな説明をして、できるまでやってもらおう！

⑫ 口の前の部分をふくらませられるかな？

こんな人におすすめ!!
- いつも口が開いている人（開いてしまう人）
- 口呼吸の人
- 嘔吐反射が強い人
- 上顎前突の人、下顎前突の人、開咬の人

　普段、楽にしているときには、上下のくちびるが接触し、口は閉じているのが自然です。また、食べ物をかんだり飲み込んだりするときも、上下のくちびるは接触しているべきだと思います。ここでは、口のまわりの筋肉をしっかり使えるようにして、いつも上下のくちびるを接触させていられるようになることを目指します。

　この動き（上下30秒ずつふくらませた）をした後は、いつも口がポカンと開いている人でも、自然に口を閉じていることがよくあります。口をきちんと閉じていたら、その状態を本人にも伝えてあげたらよいと思います。

a．ほっぺたがふくらまないように！　口の前の部分だけふくらませましょう。
b．上下別々にふくらませること！
c．口の前の部分がふくらんでいるか、指で押して確認しましょう。

　口の前の部分だけをふくらませたいのですが、ほっぺたも一緒にふくらむ人がいます。口のまわりをうまく使えないためだと思われます。できるだけ、ほっぺたをふくらませることなく、口の前の部分だけをふくらませられるようになりたいところです。

　どうしても、ほっぺたも一緒にふくらんでしまう人は、ほっぺたを手や指で押さえてふくらまないようにして練習してみましょう。また、「25．くちびるをとがらせて、左右に動かせるかな？」、「26．口角を左右に動かせるかな？」をやって、口のまわりの動かし方を意識してみるのもよいでしょう。

d．30秒間、口から息がもれないように！

　口から息がもれる人は、口を閉じる力が弱く、いつも口が開いているのかもしれません。どうしても口から息がもれる人は、口の中にためる空気の量を少なめにしてやってみましょう。繰り返し練習することで、少しずつ口から息がもれずにできるようになりますので、がんばりましょう。

e．30秒間、しっかりふくらませたままで！　しぼまないように！
f．30秒間、口の中にためた空気が鼻の方から抜けていかないように！

　30秒の間に、いつの間にか口がしぼんでしまっている人がいます。また、鼻の方から空気が抜けていく人もいます。このような人は、のどの奥（舌と軟口蓋の接触）が弱く、そこから空気が抜けているのだと思われます。

　この動きを練習することにより、のどの奥（舌と軟口蓋の接触）をしっかりできるのかはわかりませんが（摂食嚥下の分野のブローイング訓練（軟口蓋と咽頭後壁の接触）の効果もまだよくわかっていないようです）、少しでもよくなることを信じて、この動きができるようになりましょう。

　どうしても、しぼんだり、鼻から空気が抜けていく人は、「1．こんなブクブクうがい できるかな？」、「2．こんなガラガラうがい できるかな？」、「9．カ（Ka）カ（Ka）カ（Ka）…と速く言えるかな？」もやってみましょう。

　また、口の前の部分をふくらませていると、後頭部などが痛くなってきて、ふくらませ続けることが難しい人がいます。このような人は、口の前の部分をふくらませるときに使う筋肉を、普段の生活の中であまり使えていないのかもしれません。これらの筋肉をしっかり使えるようになるためにも、口の前の部分を30秒間しっかりふくらませられるようになりましょう。

g．30秒間、口のまわりが動かないように！　軽くかみ合わせたままで！

　30秒の間に、口のまわりがピクピクしたり、口のまわりに変な力が入ってしまう人がいます。また、上下の歯がはなれてしまう人もいます。このような人は、口のまわりの力が弱いのかもしれません。

　このような人は、「1．こんなブクブクうがい できるかな？」、「25．くちびるをとがらせて、左右に動かせるかな？」、「26．口角を左右に動かせるかな？」もやってみましょう。

h．鼻で息をしながらやりましょう。

　30秒間、息を止めているのではなく、鼻でゆっくり呼吸しながらやりましょう。

お口で こんな動き できるかな？

13 口の前の部分を上下交互にふくらませられるかな？

①上下の歯を軽くかみ合わせて、くちびるをとじる。

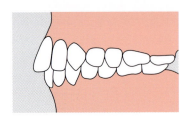 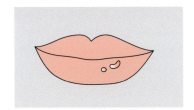

②鼻から息を吸ったあと、口の前の部分を上下交互にふくらませる。

③これを上下30往復する。

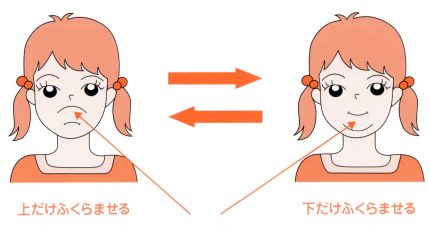

上だけふくらませる　　　下だけふくらませる

この部分をふくらませる。

これを30回くり返す（30往復）。

Point

- ☐ a. 一定の速さ・リズムでできるように！（1〜1.5秒間に上下1往復）
- ☐ b. 口の前の部分をしっかりふくらませて、30回くり返せるように！
- ☐ c. 30回くり返す（30往復）間、上下のくちびるが離れないように！（上下のくちびるをくっつけなおしたり、口から呼吸したりしないように！）
- ☐ d. 鼻で呼吸しながらやりましょう。
- ☐ e. ほっぺたがふくらまないように！　口の前の部分だけふくらませましょう。
- ☐ f. 口から息がもれずにできるように！
- ☐ g. 口の中の空気が鼻の方から抜けていかないように！
- ☐ h. 上下の歯を軽くかみ合わせたまま、30回くり返せるように！

⑬ 口の前の部分を上下交互にふくらませられるかな?

こんな人におすすめ!!
- いつも口が開いている人(開いてしまう人)
- 口呼吸の人
- 嘔吐反射が強い人
- 上顎前突の人、下顎前突の人、開咬の人

普段、楽にしているときには、上下のくちびるが接触し、口は閉じているのが自然です。また、食べ物をかんだり飲み込んだりするときも、上下のくちびるは接触しているべきだと思います。ここでは、口のまわりの筋肉をしっかり使えるようにして、いつも上下のくちびるを接触させていられるようになることを目指します。

この動きをした後は、いつも口がポカンと開いている人でも、自然に口を閉じていることがよくあります。口をきちんと閉じていたら、その状態を本人にも伝えてあげたらよいと思います。

a．一定の速さ・リズムでできるように!（1～1.5秒間に上下1往復）
b．口の前の部分をしっかりふくらませて、30回くり返せるように!

　この動きすると、後頭部などが痛くなったり、口のまわりがだるくなったりする人がいます。そうなると、速さやリズムが乱れたり、ふくらみが小さくなったりします。このような人は、普段の生活の中で、口の前の部分をふくらませるときに使う筋肉をあまり使えていないのかもしれません。これらの筋肉をしっかり使えるようになるためにも、一定の速さ・リズムで、上下30往復、口の前の部分をしっかりふくらますことができるようになりましょう。

c．30回くり返す（30往復）間、上下のくちびるが離れないように!（上下のくちびるをくっつけなおしたり、口から呼吸したりしないように!）
d．鼻で呼吸しながらやりましょう。

　上下のくちびるをくっつけなおしたり、口から呼吸しようとしたりする人がいます。上下のくちびるは最初にくっつけたままで、くっつけ方を変えたり、上下のくちびるが離れたりすることなく、30回くり返せるようになりたいところです。また、鼻から呼吸しながらすることも大切です。

e．ほっぺたがふくらまないように!　口の前の部分だけふくらませましょう。

　口の前の部分だけをふくらませたいのですが、ほっぺたも一緒にふくらむ人がいます。口のまわりをうまく使えないためだと思われます。ほっぺたも一緒にふくらんでしまう人は、まず、「12．口の前の部分をふくらませられるかな?」を身につけましょう。

　いくら努力しても、多少ほっぺたも一緒にふくらんでしまう人がいます。そのような場合は、多少ほっぺたがふくらむことについては目をつむって、上下30往復できるようになることを目指してもよいと思います。

f．口から息がもれずにできるように!

　口から息がもれる人は、口を閉じる力が弱く、また口を閉じる持久力もなく、いつも口が開いているのかもしれません。繰り返しやることで、少しずつ口から息がもれずにできるようになりますので、がんばりましょう。

g．口の中の空気が鼻の方から抜けていかないように!

　口の中の空気が鼻の方から抜けていく人がいます。このような人は、のどの奥（舌と軟口蓋の接触）が弱く、そこから空気が抜けているのだと思われます。

　この動きを練習することにより、のどの奥（舌と軟口蓋の接触）をしっかりできるのかはわかりませんが（摂食嚥下の分野のブローイング訓練（軟口蓋と咽頭後壁の接触）の効果もまだよくわかっていないようです）、少しでもよくなることを信じて、この動きができるようになりましょう。

　どうしてもできない場合は、「1．こんなブクブクうがい できるかな?」、「2．こんなガラガラうがい できるかな?」、「9．カ（Ka）カ（Ka）カ（Ka）…と速く言えるかな?」もやってみましょう。

h．上下の歯を軽くかみ合わせたまま、30回くり返せるように!

　口の前の部分をくり返しふくらませていると、いつのまにか、上下の歯がはなれてしまっている人がいます。
　軽くかみ合わせたまま、この動きができることも大切です。

お口で こんな動き できるかな?

14 舌(ベロ)の先でガムを うすくできるかな?

① ガムをかんで やわらかくしてから、丸めて、舌(ベロ)の上にのせる。

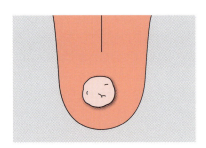

② 上下の歯をかみ合わせて、くちびるをとじる。

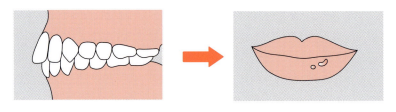

③ 舌(ベロ)の先までガムを運び、舌(ベロ)の先とスポットでガムをはさむ。

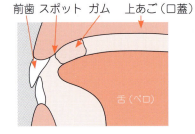

④ 舌(ベロ)の先を10秒間スポットに押しつけて、ガムをうすくする。

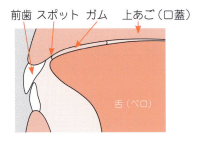

キシリトール100%のガムを使ってやるようにしましょう。

Point

- ☐ a. 舌(ベロ)を押しつけている間は、かみ合わせたまま、上下のくちびるをくっつけたままで、口のまわりが動かないように!(鏡を見ながらやりましょう)
- ☐ b. 舌(ベロ)の裏側をスポットに押しつけないこと。(舌(ベロ)の先をスポットにつけましょう)
- ☐ c. 舌(ベロ)のまん中(舌背)が上あごにつくのはOKです。
- ☐ d. 舌(ベロ)の先を歯に押しつけないように。スポットに押しつけること!(前ではなく、上に押しつける感じ)
- ☐ e. スポット付近についたガムを舌(ベロ)ではずして、どれくらいうすくなったか鏡で確認しましょう。
- ☐ f. 舌(ベロ)を上あごにこすりつけないように!(押しつけるだけです)

⑭ 舌(ベロ)の先でガムをうすくできるかな？

こんな人におすすめ!!
◆飲み込むのが苦手な人、苦しそうに飲み込んでいる人
◆よくむせる人
◆歯科治療中に舌や頬粘膜が変に動いて処置しにくい人
◆唾液が少ない人、出にくい人、口の中が乾燥しやすい人

舌の先を飲み込むときの位置に固定できるようになることを目指します。
口全体を動かすことなく、舌だけ動かせるようになることを目指します。
筆者は、オーラルケア社のキシリトールガム1粒で行っています。

a．舌（ベロ）を押しつけている間は、かみ合わせたまま、上下のくちびるをくっつけたままで、口のまわりが動かないように！（鏡を見ながらやりましょう）

　飲み込むときには、舌や軟口蓋などたくさんの部位が協調して動きますが、あごやくちびるは動きません。ここでも、あごやくちびるを動かすことなく、舌だけ動かせるようになることを目指します。

b．舌（ベロ）の裏側をスポットに押しつけないこと。（舌（ベロ）の先をスポットにつけましょう）
c．舌（ベロ）のまん中（舌背）が上あごにつくのはOKです。
d．舌（ベロ）の先を歯に押しつけないように。スポットに押しつけること！（前ではなく、上に押しつける感じ）

　飲み込むときには、舌の先をスポット、舌のまん中（舌背）を上あご（口蓋）に押しつけます。ここでは舌の先をスポットに押しつけることを身につけます。舌の先を、前ではなく、上に押しつける感じが大切です。

e．スポット付近についたガムを舌（ベロ）ではずして、どれくらいうすくなったか鏡で確認しましょう。

　舌を自在に動かせるようになるためにも、スポット付近についたガムを舌ではずすことは大切です。ときどき、指ではずそうとする人がいますが、必ず、舌ではずすようにしてもらいましょう。

f．舌（ベロ）を上あごにこすりつけないように！（押しつけるだけです）

　飲み込むときには、舌の先をスポットに固定することが大切です。飲み込むときに舌の先が動くのは望ましくありません。ここでも舌の先をスポットにこすることなく、押しつけるだけにしましょう（ガムをつぶすイメージです。ガムをうすくするのが目的ではありません）。

お口で こんな動き できるかな？

15 舌(ベロ)を上あご(口蓋)にすいつけて、「ポン!」と ならせるかな？

①舌（ベロ）の先をスポットにつける。

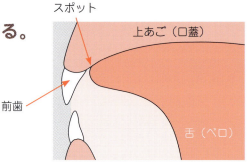

②舌（ベロ）を上あご（口蓋）にすいつける。

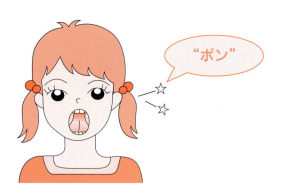

③口を少しあける。

④舌（ベロ）で、"ポン"と音をならす。

Point

- ☐ a. 舌（ベロ）を上あご（口蓋）にすいつけるとき、舌（ベロ）の先はスポット、舌（ベロ）のまん中が上あご（口蓋）についているように！
- ☐ b. 舌（ベロ）の裏側を上あご（口蓋）につけないように！（高くて大きな音がなる人はあやしいよ！「ポン！」と深い低い音がなるはずです）
- ☐ c. 大きな音を出すことが目的ではありません。舌（ベロ）全体が上あご（口蓋）にすいつくようにしてやりましょう。
- ☐ d. 「ポン！」とならすときに、口が動かないように！（口は少しあけて止めたまま、舌（ベロ）だけでならしましょう）

⑮ 舌(ベロ)を上あご(口蓋)にすいつけて、「ポン！」とならせるかな？

こんな人におすすめ!!
- ◆食べるのがとても速い人、とても遅い人
- ◆飲み込むのが苦手な人、苦しそうに飲み込んでいる人
- ◆よくむせる人
- ◆顎位が不安定な人、かみ合わせが不安定な人
- ◆上顎前突の人、下顎前突の人、開咬の人
- ◆舌がいつも前に出てきている人

飲み込むときには、舌が上あご（口蓋）に吸い付きます。舌の先を飲み込むときの位置に固定したまま、舌を上あご（口蓋）に吸い付けられるようになることを目指します。

口全体を動かすことなく、舌だけ動かせるようになることを目指します。

a．舌（ベロ）を上あご（口蓋）にすいつけるとき、舌（ベロ）の先はスポット、舌（ベロ）のまん中が上あご（口蓋）についているように！

舌の先はスポット、舌のまん中は上あご（口蓋）に吸い付く、というかたちが、飲み込むときの基本になります。

舌の先がスポットに安定しない人は、「7．舌（ベロ）の先をスポットにつけてじっとしていられるかな？」を並行してやりましょう。

舌のまん中を吸い付けるのが難しい人は、「23．舌（ベロ）のまん中でガムをうすくできるかな？」をやって、舌のまん中が上あご（口蓋）につく感覚を身につけましょう。

b．舌（ベロ）の裏側を上あご（口蓋）につけないように！（高くて大きな音がなる人はあやしいよ！「ポン！」と深い低い音がなるはずです）

c．大きな音を出すことが目的ではありません。舌（ベロ）全体が上あご（口蓋）にすいつくようにしてやりましょう。

舌の裏側や、舌の前の部分だけを上あご（口蓋）に吸いつけて音をならす人がいます。このような人の多くは高くて大きな音がなります。大きな音をならすことが目的ではありませんので、ただ音をならすだけ、ということにならないようにしましょう。

舌の先をスポットにつけて、舌全体を上あご（口蓋）に吸い付けて、口を少し開けて、と1つずつ順番にやって、最後に「ポン！」とならしましょう。

d．「ポン！」とならすときに、口が動かないように！（口は少しあけて止めたまま、舌（ベロ）だけでならしましょう）

飲み込むときには、舌や軟口蓋などたくさんの部位が協調して動きますが、あごやくちびるは動きません。ここでも、あごやくちびるを動かすことなく、舌だけ動かせるようになることを目指します。

「ポン！」とならすときに、口が一緒に動いてしまう人がいます。そのような場合は、上下の歯をかみ合わせて、くちびるだけあけて「ポン！」とならすように指導してみましょう。

下顎を少し前に出して、変な力を入れながら「ポン！」とならす人がいます。このような人には、下顎を前に出すことなく、普通に少し口を開けて「ポン！」とならすように意識してもらいましょう。

お口で こんな動き できるかな？

16 舌（ベロ）を上あご（口蓋）にすいつけて、「ポン！」と100回ならせるかな？

①舌（ベロ）の先をスポットにつける。

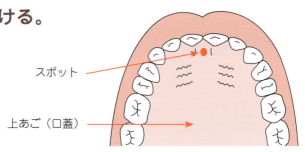

②舌（ベロ）を上あご（口蓋）に
すいつける。

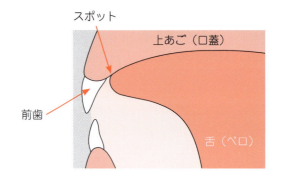

③口を少しあける。

④舌（ベロ）で、
「ポン、ポン、ポン、・・・」と、
100回音をならす。

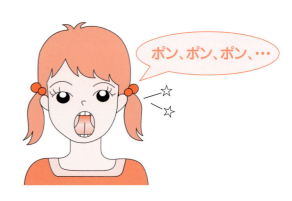

Point

- ☐ a．「15. 舌（ベロ）を上あご（口蓋）にすいつけて、「ポン！」とならせるかな？」ができるようになってからやりましょう。
- ☐ b．舌（ベロ）の先が毎回同じ位置（スポット）につくように！
- ☐ c．1秒間に1〜2回、「ポン」とならしましょう。
- ☐ d．大きな音を出すことが目的ではありません。毎回、舌（ベロ）全体が上あご（口蓋）にすいつくようにしてやりましょう。
- ☐ e．100回連続でならすこと。
- ☐ f．「ポン！」とならすときに、あまり口が動かないように！

⑯ 舌（ベロ）を上あご（口蓋）にすいつけて、「ポン！」と100回ならせるかな？

こんな人におすすめ!!
- 食べるのがとても速い人、とても遅い人
- 飲み込むのが苦手な人、苦しそうに飲み込んでいる人
- よくむせる人
- 顎位が不安定な人、かみ合わせが不安定な人
- 上顎前突の人、下顎前突の人、開咬の人
- 舌がいつも前に出てきている人

　飲み込むときには、舌が上あご（口蓋）に吸い付きます。舌の先を飲み込むときの位置に固定したまま、舌を上あご（口蓋）に吸い付けられるようになることを目指します。また、口全体を動かすことなく、舌だけ動かせるようになることを目指します。

　「15．舌を上あご（口蓋）にすいつけて、「ポン！」とならせるかな？」で、舌の上あご（口蓋）への吸い付け方を身につけた後に、100回連続で「ポン！」とならすことで、舌を上へもち上げる力をつけ、正確に舌を上あご（口蓋）をつけられるようになることを目指します。

a．「15．舌（ベロ）を上あご（口蓋）にすいつけて、「ポン！」とならせるかな？」ができるようになってからやりましょう。

　「15．舌を上あご（口蓋）にすいつけて、「ポン！」とならせるかな？」が、きちんとできるようになってから、この動きへ進むことが大切です。

b．舌（ベロ）の先が毎回同じ位置（スポット）につくように！
c．1秒間に1～2回、「ポン」とならしましょう。

　舌の先が毎回違う位置につく人がいます。最初は1秒間に1回くらいのゆっくりペースでよいので、確実に舌の先をスポットにつけて、毎回音をならせるようになりましょう。

　舌の先がスポットに安定するようになってきたら、少しずつ速くして、1秒間に2回くらい「ポン！」とならせるようになりましょう。

d．大きな音を出すことが目的ではありません。毎回、舌（ベロ）全体が上あご（口蓋）にすいつくようにしてやりましょう。

　毎回、舌の先をスポットにつけるとともに、舌のまん中を上あご（口蓋）に吸い付けることが大切です。大きな音を出す必要はありませんので、舌を毎回同じように上あご（口蓋）に吸い付けられるようになりましょう。

e．100回連続でならすこと。

　ここでは、舌を上へ持ち上げる力をつけることを目指していますので、休むことなく100回連続で「ポン！」とならすことが大切です。

f．「ポン！」とならすときに、あまり口が動かないように！

　先に少し口を開けておいて、舌だけで「ポン！」とならすことが大切です。舌で「ポン！」とならすと同時に口が開かないようにしましょう。最初は1秒間に1回くらいのゆっくりペースでよいので、先に口を少し開けてから、舌だけで「ポン！」とならせるようになりましょう。ずっと口を少し開けたまま（一横指以上）で、「ポン！」とならし続けてもよいと思います。

　下顎を少し前に出して、変な力を入れながら「ポン！」とならす人がいます。口のまわりに変な力が入ることなく、リラックスした状態で、「ポン！」と100回連続でならせるようになりたいところです。

お口で こんな動き できるかな？

17 かみ合わせたままでも、「ポン！」と100回ならせるかな？

①舌（ベロ）の先をスポットにつける。

②舌（ベロ）を上あご（口蓋）にすいつける。

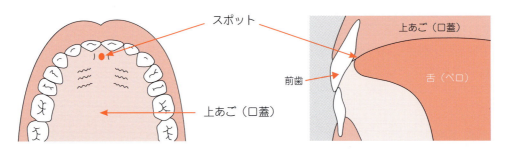

③上下の奥歯をかみ合わせて、くちびるはとじない（「イー」と言うときの口）。

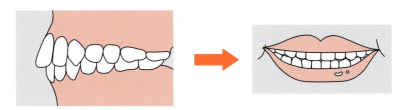

④舌（ベロ）で、「ポン、ポン、ポン、・・・」と、100回音をならす。

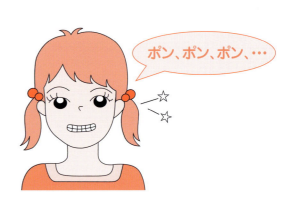

ポン、ポン、ポン、…

Point

- ☐ a.「15. 舌（ベロ）を上あご（口蓋）にすいつけて、「ポン！」とならせるかな？」ができるようになってからやりましょう。
- ☐ b. 奥歯をかみ合わせてすること！
- ☐ c. 舌（ベロ）の先が毎回同じ位置（スポット）につくように！
- ☐ d. 1秒間に1〜2回、「ポン」とならしましょう。
- ☐ e. 大きな音を出すことが目的ではありません。毎回、舌（ベロ）全体が上あご（口蓋）にすいつくようにしてやりましょう。
- ☐ f. 100回連続でならすこと。
- ☐ g.「ポン！」とならすときに、口のまわりが動かないように！（かみ合わせたままで！）

⑰ かみ合わせたままでも、「ポン！」と 100回ならせるかな？

こんな人におすすめ!!
- 食べるのがとても速い人、とても遅い人
- 飲み込むのが苦手な人、苦しそうに飲み込んでいる人
- よくむせる人
- 顎位が不安定な人、かみ合わせが不安定な人
- 上顎前突の人、下顎前突の人、開咬の人
- 舌がいつも前に出てきている人

飲み込むときには、上下の歯がかみ合った状態で、舌が上あご（口蓋）に吸い付きます。ここでは、上下の歯をかみ合わせたまま、舌の先を飲み込むときの位置に固定し、舌を上あご（口蓋）に吸い付けられるようになることを目指します。

「15. 舌を上あご（口蓋）にすいつけて、「ポン！」とならせるかな？」で、舌の上あご（口蓋）への吸い付け方を身につけた後に、100回連続で「ポン！」とならすことで、舌を上へもち上げる力をつけ、正確に舌を上あご（口蓋）をつけられるようになることを目指します。

a．「15. 舌（ベロ）を上あご（口蓋）にすいつけて、「ポン！」とならせるかな？」ができるようになってからやりましょう。

「15. 舌を上あご（口蓋）にすいつけて、「ポン！」とならせるかな？」が、きちんとできるようになってから、この動きへ進むことが大切です。

b．奥歯をかみ合わせてすること！

飲み込むときには、下あごの位置を安定させるために、上下の奥歯をかみ合わせます。ここでも、奥歯をかみ合わせて下あごの位置を安定させた状態で、「ポン！」とならせることが大切です。

ときどき、前歯をかみ合わせたり、上下の歯を少し離した状態で、「ポン！」とならす人がいます。このような人は、まず、奥歯をかみ合わせて「ポン！」とならせるようになりましょう。それができるようになってから、100回連続でならすことを目指していけばよいと思います。

c．舌（ベロ）の先が毎回同じ位置（スポット）につくように！
d．1秒間に1～2回、「ポン」とならしましょう。

舌の先が毎回違う位置につく人がいます。これは、「ポン！」という音が変わることなどでわかる場合もありますが、多くの場合わかりません。この動きは、かみ合わせて行うために舌の動きは見えませんので、本人に注意してもらうことが大切です。最初は1秒間に1回くらいのゆっくりペースでよいので、確実に舌の先をスポットにつけて、毎回音をならすことを意識してもらいましょう。その後、少しずつ速くしてもらい、1秒間に2回くらい「ポン！」とならせることを目指してもらえばよいと思います。

e．大きな音を出すことが目的ではありません。毎回、舌（ベロ）全体が上あご（口蓋）にすいつくようにしてやりましょう。

毎回、舌の先をスポットにつけるとともに、舌のまん中を上あご（口蓋）に吸い付けることが大切です。大きな音を出す必要はありませんので、舌を毎回同じように上あご（口蓋）に吸い付けられるようになりましょう。

f．100回連続でならすこと。

ここでは、舌を上へ持ち上げる力をつけることを目指していますので、休むことなく100回連続で「ポン！」とならすことが大切です。

g．「ポン！」とならすときに、口のまわりが動かないように！（かみ合わせたままで！）

「ポン！」とならすときに、上下の歯が離れたり、くちびるが動いたりする人がいます。最初は1秒間に1回くらいのゆっくりペースでよいので、口のまわりが動くことなく、「ポン！」と100回ならせるようになりましょう。

お口で こんな動き できるかな?

18 口をあけて「ポン!」、かんで「ポン!」と交互にならせるかな?

①舌(ベロ)の先をスポットにつけて、舌(ベロ)を上あご(口蓋)にすいつける。

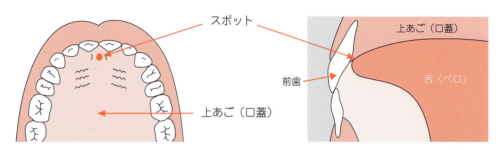

②そのまま口を少しあけて、舌で「ポン!」とならす。次に、上下の歯をかみ合わせて、舌(ベロ)で「ポン!」とならす。

③これを100回くり返す(合計200回ならす)。

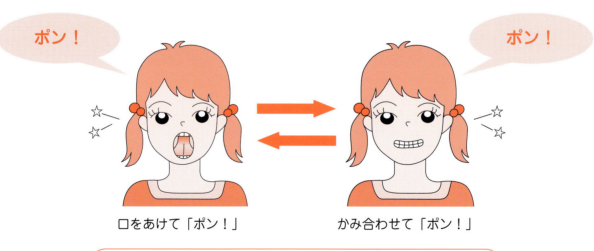

口をあけて「ポン!」　　　かみ合わせて「ポン!」

これを100回くり返す(合計200回ならす)。

Point
- a. かみ合わせて「ポン!」とならすときには、奥歯をかみ合わせること!
- b. 舌(ベロ)の先が毎回同じ位置(スポット)につくように!
- c. 1秒間に2回、「ポン!」とならしましょう。(1秒間に口をあけて「ポン!」、かみ合わせて「ポン!」の2回)
- d. 大きな音を出すことが目的ではありません。毎回、舌(ベロ)全体が上あご(口蓋)にすいつくようにしてやりましょう。
- e. 合計200回、連続でならすこと。

⑱ 口をあけて「ポン！」、かんで「ポン！」と交互にならせるかな？

こんな人におすすめ!!
- 食べるのがとても速い人、とても遅い人
- 飲み込むのが苦手な人、苦しそうに飲み込んでいる人
- よくむせる人
- 顎位が不安定な人、かみ合わせが不安定な人
- 上顎前突の人、下顎前突の人、開咬の人
- 舌がいつも前に出てきている人

こんな説明をして、できるまでやってもらおう！

　　飲み込むときには、舌が上あご（口蓋）に吸い付きます。ここでは、口を開けて「ポン！」、かんで「ポン！」と交互にならすことにより、舌を上へもち上げる力をつけ、正確に舌を上あご（口蓋）につけられるようになることを目指します。

a．かみ合わせて「ポン！」とならすときには、奥歯をかみ合わせること！

　　飲み込むときには、下あごの位置を安定させるために、上下の奥歯をかみ合わせます。ここでは、すばやく奥歯をかみ合わせて、舌を上あご（口蓋）に吸い付けて、「ポン！」とならせるようになりましょう。
　　ときどき、上下の歯をかみ合わせるときに、前歯をかみ合わせたり、上下の歯を少し離した状態で、「ポン！」とならす人がいます。きちんと奥歯をかみ合わせて「ポン！」とならすように注意しましょう。

b．舌（ベロ）の先が毎回同じ位置（スポット）につくように！

c．1秒間に2回、「ポン」とならしましょう。（1秒間に口をあけて「ポン！」、かみ合わせて「ポン！」の2回）

　　舌の先の位置が毎回不安定な人がいます。最初は1秒間に1回ならす（2秒間で、口を開けて「ポン！」、かみ合わせて「ポン！」の2回ならす）くらいのゆっくりペースでよいので、確実に舌の先をスポットにつけて、「ポン！」とならせるようになりましょう。
　　舌の先がスポットに安定するようになってきたら、少しずつ速くして、1秒間に2回「ポン！」とならせるようになりましょう。

d．大きな音を出すことが目的ではありません。毎回、舌（ベロ）全体が上あご（口蓋）にすいつくようにしてやりましょう。

　　毎回、舌の先をスポットにつけるとともに、舌のまん中を上あご（口蓋）に吸い付けることが大切です。大きな音を出す必要はありませんので、舌を毎回同じように上あご（口蓋）に吸い付けられるようになりましょう。

e．合計200回、連続でならすこと。

　　舌を上へ持ち上げる力をつけることも目指していますので、休むことなく、合計200回連続で「ポン！」とならしましょう。

お口で こんな動き できるかな？

19 舌(ベロ)を上あご(口蓋)にすいつけたまま、口をあけて、じっとしていられるかな？

①舌（ベロ）の先をスポットにつけて、舌（ベロ）を上あご（口蓋）にすいつける。

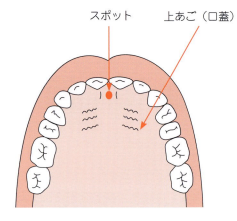

舌（ベロ）の先はスポット！

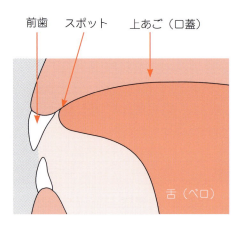

舌（ベロ）を上あご（口蓋）にすいつける。

②舌（ベロ）を上あご（口蓋）にすいつけたまま、口を大きくあけて、30秒間じっとしておく。

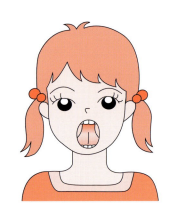

このまま30秒間じっとしておく。

Point

- ☐ a. 舌（ベロ）の先はスポット、舌（ベロ）のまん中を上あご（口蓋）につけて！
- ☐ b. 30秒の間、舌（ベロ）が上あご（口蓋）からはずれたり、ピクピク動いたりしないように！
- ☐ c. 鏡を見ながら練習しましょう。舌（ベロ）の裏側が鏡にうつらないように、しっかり舌（ベロ）を上あご（口蓋）にすいつけて！
- ☐ d. 舌（ベロ）の横の部分が歯の上にのらないように！
  （舌（ベロ）は歯列の内側におさまるように！）
- ☐ e. 舌（ベロ）は左右対称にすいつくようにしましょう。

こんな説明をして、できるまでやってもらおう！

⑲ 舌（ベロ）を上あご（口蓋）にすいつけたまま、口をあけて、じっとしていられるかな？

こんな人におすすめ!!
- 食べるのがとても速い人、とても遅い人
- 飲み込むのが苦手な人、苦しそうに飲み込んでいる人
- よくむせる人
- 顎位が不安定な人、かみ合わせが不安定な人
- 上顎前突の人、下顎前突の人、開咬の人
- 舌がいつも前に出てきている人
- あごのラインをきれいにしたい人

　飲み込むときには、舌が上あご（口蓋）に吸い付きます。舌の先を飲み込むときの位置に固定して、舌を上あご（口蓋）に吸い付けた状態で安定していられることを目指します。

　舌を上あご（口蓋）に安定して吸い付けられるようになることで、二重あごが改善され、あごのラインがきれいになる場合もあります。

a．舌（ベロ）の先はスポット、舌（ベロ）のまん中を上あご（口蓋）につけて！

　舌の先はスポット、舌のまん中は上あご（口蓋）に吸い付く、というかたちが、飲み込むときの基本になります。

　舌の先がスポットに安定しない人は、「7．舌（ベロ）の先をスポットにつけてじっとしていられるかな？」を並行してやりましょう。

　舌のまん中を吸い付けるのが難しい人は、「23．舌（ベロ）のまん中でガムをうすくできるかな？」をやって、舌のまん中が上あご（口蓋）につく感覚を身につけましょう。

b．30秒の間、舌（ベロ）が上あご（口蓋）からはずれたり、ピクピク動いたりしないように！
c．鏡を見ながら練習しましょう。舌（ベロ）の裏側が鏡にうつらないように、しっかり舌（ベロ）を上あご（口蓋）にすいつけて！

　舌を持ち上げる力が弱い人には少し難しいかもしれませんが、まずは5秒じっとしていること、そして10秒じっとしていること、と少しずつ時間を延ばしていけば、きっとできるようになります。どうしても難しい人は、「16．舌（ベロ）を上あご（口蓋）にすいつけて、「ポン！」と100回ならせるかな？」、「17．かみ合わせたままでも、「ポン！」と100回ならせるかな」、「18．口をあけて「ポン！」、かんで「ポン！」と交互にならせるかな？」もやってみましょう。

d．舌（ベロ）の横の部分が歯の上にのらないように！（舌（ベロ）は歯列の内側におさまるように！）
e．舌（ベロ）は左右対称にすいつくようにしましょう。

　飲み込むときには上下の歯をかみ合わせます。歯の上に舌の横の部分がのっていると、かみ合わせることができません（そのままかむと、舌をかんでしまいます）。舌は歯の上にのることなく、歯列の内側に収まるようにして、上あご（口蓋）に吸い付けられることが大切です。

　舌が上あご（口蓋）からはずれやすい人は、舌が左右非対称に吸い付いていないか、舌の横の部分が歯の上にのっていないか、確認しましょう。

　舌の横の部分が歯の上にのってしまう人は、「5．舌（ベロ）を細くしたまま、前に出したり後ろに下げたりできるかな？」をやってみましょう。そして、舌を細くしたまま後ろに下げて、舌の先をスポット、舌全体を上あご（口蓋）に押しつけましょう（このとき、舌の横の部分は歯の上にのらないはずです）。舌を上あご（口蓋）に押しつけたまま、少しずつ上あご（口蓋）に吸い付けていけば、きっとできるはずです。

　どうしても難しい人は、「23．舌（ベロ）のまん中でガムをうすくできるかな？」をやって、舌のまん中を上あご（口蓋）につける力を身につけましょう。

　筆者の医院では、唇側面のPMTCをするとき、患者さんに、舌を上あご（口蓋）に吸い付けたまま、じっとしてもらっています。

お口で こんな動き できるかな？

20 アメをはさんでも、口をあけて、じっとしていられるかな？

①アメを舌（ベロ）の上にのせて、舌（ベロ）の先をスポットにつけて、舌（ベロ）と上あご（口蓋）の間にアメをはさむ。

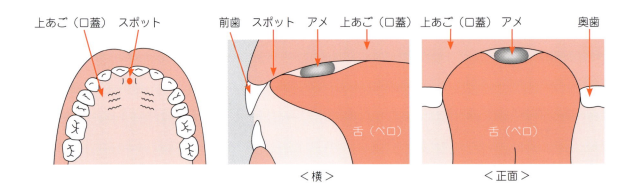

②そのまま舌（ベロ）を上あご（口蓋）にすいつけて、口を大きくあけたまま、30秒間じっとしておく。

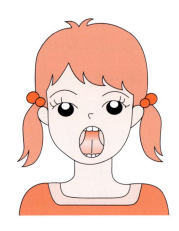

キシリトール100％のアメ（タブレット）を使ってやるようにしましょう。

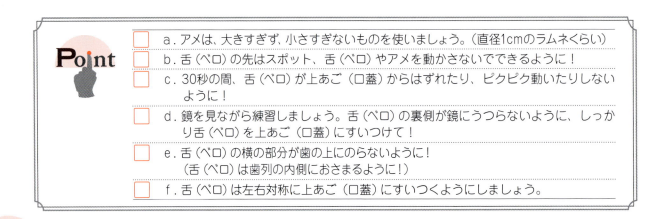

Point
- a. アメは、大きすぎず、小さすぎないものを使いましょう。（直径1cmのラムネくらい）
- b. 舌（ベロ）の先はスポット、舌（ベロ）やアメを動かさないでできるように！
- c. 30秒の間、舌（ベロ）が上あご（口蓋）からはずれたり、ピクピク動いたりしないように！
- d. 鏡を見ながら練習しましょう。舌（ベロ）の裏側が鏡にうつらないように、しっかり舌（ベロ）を上あご（口蓋）にすいつけて！
- e. 舌（ベロ）の横の部分が歯の上にのらないように！（舌（ベロ）は歯列の内側におさまるように！）
- f. 舌（ベロ）は左右対称に上あご（口蓋）にすいつくようにしましょう。

⑳ アメをはさんでも、口をあけて、じっとしていられるかな？

こんな人におすすめ!!
- 食べるのがとても速い人、とても遅い人
- 飲み込むのが苦手な人、苦しそうに飲み込んでいる人
- よくむせる人
- 顎位が不安定な人、かみ合わせが不安定な人
- 上顎前突の人、下顎前突の人、開咬の人
- 舌がいつも前に出てきている人
- 唾液が少ない人、出にくい人、口の中が乾燥しやすい人
- あごのラインをきれいにしたい人

アメをはさんでも、つばがたくさん出ても、安定して舌を上あご（口蓋）に吸い付けられるようになることを目指します。

舌を上あご（口蓋）に安定して吸い付けられるようになることで、二重あごが改善され、あごのラインがきれいになる場合もあります。

乳幼児や高齢者などにやってもらう場合は、アメの誤嚥に注意しましょう。

a．アメは、大きすぎず、小さすぎないものを使いましょう。（直径1cmのラムネくらい）
　筆者は、ロッテのキシリトールタブレットを使用しています。
　適当な大きさのアメがない場合は、粒ガム（かむ前のもの）でやってもOKです。

b．舌（ベロ）の先はスポット、舌（ベロ）やアメを動かさないでできるように！
　舌の先はスポット、舌のまん中は上あご（口蓋）に吸い付く、というかたちが、飲み込むときの基本になります。
　舌の先がスポットに安定しない人、舌やアメが動く人は、「7．舌（ベロ）の先をスポットにつけてじっとしていられるかな？」や「19．舌（ベロ）を上あご（口蓋）にすいつけたまま、口をあけて、じっとしていられるかな？」ができるか、やってみましょう。

c．30秒の間、舌（ベロ）が上あご（口蓋）からはずれたり、ピクピク動いたりしないように！
d．鏡を見ながら練習しましょう。舌（ベロ）の裏側が鏡にうつらないように、しっかり舌（ベロ）を上あご（口蓋）にすいつけて！
　舌が上あご（口蓋）からはずれたり、はずれそうになる人は、「19．舌（ベロ）を上あご（口蓋）にすいつけたまま、口をあけて、じっとしていられるかな？」ができるか、やってみましょう。
　舌を持ち上げる力が弱い人には少し難しいかもしれませんが、まずは5秒じっとしていること、そして10秒じっとしていること、と少しずつ時間を延ばしていけば、きっとできるようになります。

e．舌（ベロ）の横の部分が歯の上にのらないように！（舌（ベロ）は歯列の内側におさまるように！）
f．舌（ベロ）は左右対称に上あご（口蓋）にすいつくようにしましょう。
　飲み込むときには上下の歯をかみ合わせます。歯の上に舌の横の部分がのっていると、かみ合わせることができません（そのままかむと、舌をかんでしまいます）。舌は歯の上にのることなく、歯列の内側に収まるようにして、上あご（口蓋）に吸い付けられることが大切です。
　舌が上あご（口蓋）からはずれやすい人は、舌が左右非対称に吸い付いていないか、舌の横の部分が歯の上にのっていないか、確認しましょう。

どうしても難しい人は、「23．舌（ベロ）のまん中でガムをうすくできるかな？」をやって、舌のまん中を上あご（口蓋）につける力を身につけましょう。

お口で こんな動き できるかな？

21 舌（ベロ）を上あご（口蓋）にすいつけて、口をあけたりかんだりできるかな？

①舌（ベロ）の先をスポットにつけて、舌（ベロ）を上あご（口蓋）にすいつける。

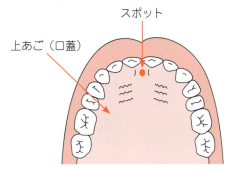

舌（ベロ）の先はスポット！

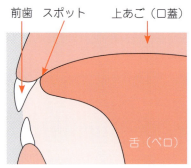

舌（ベロ）を上あご（口蓋）にすいつける。

②舌（ベロ）を上あご（口蓋）にすいつけたまま、口を大きくあけたり、かんだりを30回くり返す。

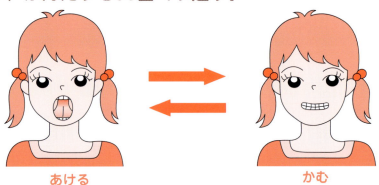

あける　　　　　　かむ

※かむときには、奥歯でかんで、くちびるはあけておきます。
（「イー」と言うときのくちびる）

これを30回くり返す（30往復）。

Point

- □ a．舌（ベロ）の先はスポット、舌（ベロ）のまん中を上あご（口蓋）につけて！
- □ b．口をあけているときも、かんでいるときも、舌（ベロ）は上あご（口蓋）にすいついたまま、動かないように！
- □ c．1秒に1回くらいのペースで、あけたり、かんだりしましょう。
- □ d．鏡を見ながら練習しましょう。口をあけたときに、舌（ベロ）の裏側が鏡にうつらないように、しっかり舌（ベロ）を上あご（口蓋）にすいつけて！
- □ e．舌（ベロ）は左右対称にすいつくようにしましょう。
- □ f．かんだときに、歯の間から舌（ベロ）やつばが出てこないように！
- □ g．あけたりかんだりすることが目的ではありません。舌（ベロ）を上あご（口蓋）にすいつけることに集中し、そのまま舌（ベロ）が動かないようにして口をあけたりかんだりしましょう。
- □ h．かむときには、奥歯でかみましょう。

21 舌(ベロ)を上あご(口蓋)にすいつけて、口をあけたりかんだりできるかな？

こんな説明をして、できるまでやってもらおう！

こんな人におすすめ!!
- ◆食べるのがとても速い人、とても遅い人
- ◆飲み込むのが苦手な人、苦しそうに飲み込んでいる人
- ◆よくむせる人
- ◆顎位が不安定な人、かみ合わせが不安定な人
- ◆上顎前突の人、下顎前突の人、開咬の人
- ◆舌がいつも前に出てきている人
- ◆あごのラインをきれいにしたい人

　飲み込むときには、舌が上あご（口蓋）に吸い付きます。舌の先を飲み込むときの位置に固定して、舌を上あご（口蓋）に吸い付けた状態で安定していられることを目指します。

　舌を上あご（口蓋）に安定して吸い付けられるようになることで、二重あごが改善され、あごのラインがきれいになる場合もあります。

a．舌（ベロ）の先はスポット、舌（ベロ）のまん中を上あご（口蓋）につけて！

　舌の先はスポット、舌のまん中は上あご（口蓋）に吸い付く、というかたちが、飲み込むときの基本になります。

　舌の先がスポットに安定しない人は、「7．舌（ベロ）の先をスポットにつけてじっとしていられるかな？」を並行してやりましょう。

　舌のまん中を吸い付けるのが難しい人は、「23．舌（ベロ）のまん中でガムをうすくできるかな？」をやって、舌のまん中が上あご（口蓋）につく感覚を身につけましょう。

b．口をあけているときも、かんでいるときも、舌（ベロ）は上あご（口蓋）にすいついたまま、動かないように！

c．1秒に1回くらいのペースで、あけたり、かんだりしましょう。

d．鏡を見ながら練習しましょう。口をあけたときに、舌（ベロ）の裏側が鏡にうつらないように、しっかり舌（ベロ）を上あご（口蓋）にすいつけて！

e．舌（ベロ）は左右対称にすいつくようにしましょう。

　舌が上あご（口蓋）に吸い付いた状態で、安定していられることが大切です。いろいろと口を動かしても、舌が上あご（口蓋）から離れないでいられるようになりましょう。

f．かんだときに、歯の間から舌（ベロ）やつばが出てこないように！

　かんだときに舌が上あご（口蓋）からはずれている人がいます。これは外から見ていてもわかりにくいのですが、かむ直前の舌の様子や、かんだときに歯の間から舌やつばが出てくることでわかります。かんだときに舌が上あご（口蓋）からはずれていそうな場合は、「22．アメをはさんでも、口をあけたり かんだりできるかな？」や「23．舌（ベロ）のまん中でガムをうすくできるかな？」をやってみましょう。

g．あけたりかんだりすることが目的ではありません。舌（ベロ）を上あご（口蓋）にすいつけることに集中し、そのまま舌（ベロ）が動かないようにして口をあけたりかんだりしましょう。

　頻繁に舌が上あご（口蓋）から離れるにも関わらず、同じリズムでひたすら開けたりかんだりする人がいます。舌を上あご（口蓋）に吸い付けることが目的で、開けたりかんだりするのはおまけですので、舌を上あご（口蓋）に吸い付けることに集中してやりましょう。

h．かむときには、奥歯でかみましょう。

　飲み込むときには奥歯をかみ合わせますので、この動きも、必ず奥歯でかんでやるようにしましょう。

　30回が難しい人は、「16．舌（ベロ）を上あご（口蓋）にすいつけて、「ポン！」と100回ならせるかな？」、「17．かみ合わせたままでも、「ポン！」と100回ならせるかな？」、「18．口をあけて「ポン！」、かんで「ポン！」と交互にならせるかな？」、「19．舌（ベロ）を上あご（口蓋）にすいつけたまま、口をあけて、じっとしていられるかな？」、「23．舌（ベロ）のまん中でガムをうすくできるかな？」をやってみましょう。

お口で こんな動き できるかな？

22 アメをはさんでも、口をあけたりかんだりできるかな？

①アメを舌（ベロ）の上にのせて、舌（ベロ）の先をスポットにつけて、舌（ベロ）と上あご（口蓋）の間にアメをはさむ。

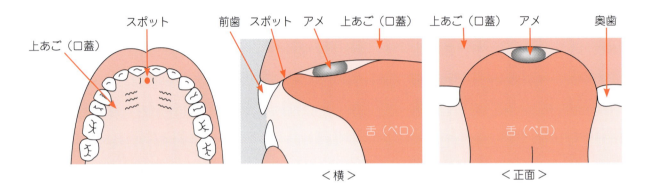

②そのまま舌（ベロ）を上あご（口蓋）にすいつけて、口を大きくあけたり かんだりを30回くり返す。

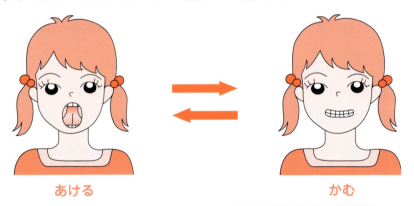

あける　　かむ

※かむときには、奥歯でかんで、くちびるはあけておきます。（「イー」と言うときのくちびる）

これを30回くり返す（30往復）。

キシリトール100％のアメ（タブレット）を使ってやるようにしましょう。

Point
- a. 舌（ベロ）の先はスポット、舌（ベロ）やアメを動かさないでできるように！
- b. 1秒に1回くらいのペースで、あけたり、かんだりしましょう。（奥歯でかむこと！）
- c. 鏡を見ながら練習しましょう。口をあけたときに、舌（ベロ）の裏側が鏡にうつらないように、しっかり舌（ベロ）を上あご（口蓋）にすいつけて！
- d. 舌（ベロ）は左右対称に上あご（口蓋）にすいつけましょう。
- e. かんだときに、歯の間から舌（ベロ）が出てこないように！
- f. 途中でつばを飲むことなく、30回連続であけたりかんだりしましょう。

こんな説明をして、できるまでやってもらおう！

22 アメをはさんでも、口をあけたりかんだりできるかな？

こんな人におすすめ!!
- ◆食べるのがとても速い人、とても遅い人
- ◆飲み込むのが苦手な人、苦しそうに飲み込んでいる人
- ◆よくむせる人
- ◆顎位が不安定な人、かみ合わせが不安定な人
- ◆上顎前突の人、下顎前突の人、開咬の人
- ◆舌がいつも前に出てきている人
- ◆唾液が少ない人、出にくい人、口の中が乾燥しやすい人
- ◆歯科治療中に舌や頰粘膜が変に動いて処置しにくい人
- ◆あごのラインをきれいにしたい人

　アメをはさんでも、つばがたくさん出ても、安定して舌を上あご（口蓋）に吸い付けられるようになることを目指します。

　舌を上あご（口蓋）に安定して吸い付けられるようになることで、二重あごが改善され、あごのラインがきれいになる場合もあります。

　アメは、直径 1cm のラムネくらいの大きさのものを使いましょう。筆者は、ロッテのキシリトールタブレットを使用しています。適当な大きさのアメがない場合は、粒ガム（かむ前のもの）でやっても OK です。

　乳幼児や高齢者などにやってもらう場合は、アメの誤嚥に注意しましょう。

a．舌（ベロ）の先はスポット、舌（ベロ）やアメを動かさないでできるように！

　舌の先はスポット、舌のまん中は上あご（口蓋）に吸い付く、というかたちが、飲み込むときの基本になります。

　舌の先がスポットに安定しない人は、「7．舌（ベロ）の先をスポットにつけてじっとしていられるかな？」を並行してやりましょう。

　舌が動いたり、上あご（口蓋）からはずれやすい人は、「20．アメをはさんでも、口をあけて、じっとしていられるかな？」や、「21．舌（ベロ）を上あご（口蓋）にすいつけて、口をあけたりかんだりできるかな？」をやってみましょう。

　アメが動く人は、舌も動いていると思われます。それに伴い、30 回連続で開けたりかんだりすることは難しくなります。舌もアメも動かさないで 30 回連続で開けたりかんだりできるようになりましょう。

　30 回連続が難しい人は、「23．舌（ベロ）のまん中でガムをうすくできるかな？」をやって、舌のまん中をしっかり上あご（口蓋）につけられるようになりましょう。

b．1 秒に 1 回くらいのペースで、あけたり、かんだりしましょう。（奥歯でかむこと！）
c．鏡を見ながら練習しましょう。口をあけたときに、舌（ベロ）の裏側が鏡にうつらないように、しっかり舌（ベロ）を上あご（口蓋）にすいつけて！
d．舌（ベロ）は左右対称に上あご（口蓋）にすいつけましょう。
e．かんだときに、歯の間から舌（ベロ）が出てこないように！

　舌と上あご（口蓋）の間にアメがあること、唾液が出てくることで、「21．舌（ベロ）を上あご（口蓋）にすいつけて、口をあけたりかんだりできるかな？」より難しくなります。しかし、食事中の口の中には食べ物や唾液がありますので、舌と上あご（口蓋）の間にアメをはさんだ状態でも、安定して舌を上あご（口蓋）に吸い付けられるようになることは大切です。

f．途中でつばを飲むことなく、30 回連続であけたりかんだりしましょう。

　30 回くらいは、唾液を飲み込むことなく連続でできるはずです。

　筆者の医院では、「アメを味わう練習ではありません。舌を使う練習です。味わいながらやってもよいけれど、舌を上あご（口蓋）に吸い付けられるようになってね」と説明しながら、やってもらっています。

お口で こんな動き できるかな？

23 舌（ベロ）のまん中で ガムをうすくできるかな？

① ガムをかんでやわらかくしてから、丸めて、舌（ベロ）のまん中にのせる。

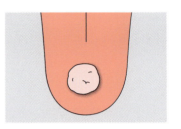

② 舌（ベロ）の先をスポットにつけて、舌（ベロ）と上あご（口蓋）の間にガムをはさむ。

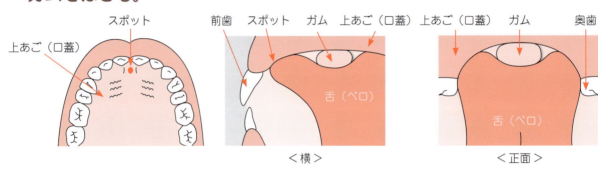

③ 上下の歯をかみ合わせて、くちびるをとじる。

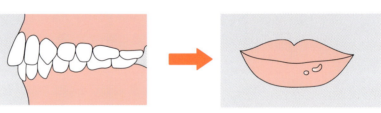

④ 舌（ベロ）のまん中を上あご（口蓋）に10秒間押しつけて、ガムをうすくする。

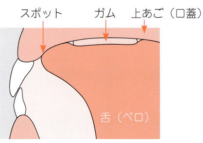

キシリトール100％のガムを使ってやるようにしましょう。

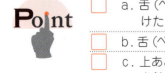

- □ a. 舌（ベロ）を押しつけている間は、かみ合わせたまま、上下のくちびるをくっつけたままで、口のまわりが動かないように！（鏡を見ながらやりましょう）
- □ b. 舌（ベロ）を上あご（口蓋）にこすらないように！押しつけるだけです。
- □ c. 上あご（口蓋）についたガムを舌（ベロ）ではずして、どれくらいうすくなったか鏡で確認しましょう。

これができるようになったら、ガムをうすくしながらつばを飲みこんでみましょう。きちんとできるようになっていれば、口のまわりが動くことなく、スルッと楽につばを飲みこめるはずです。

こんな説明をして、できるまでやってもらおう！

㉓ 舌（ベロ）の まん中で ガムをうすく できるかな？

こんな人におすすめ!!
- ◆食べるのがとても速い人、とても遅い人
- ◆飲み込むのが苦手な人、苦しそうに飲み込んでいる人
- ◆よくむせる人
- ◆顎位が不安定な人、かみ合わせが不安定な人
- ◆上顎前突の人、下顎前突の人、開咬の人
- ◆舌がいつも前に出てきている人
- ◆唾液が少ない人、出にくい人、口の中が乾燥しやすい人
- ◆嘔吐反射が強い人

　飲み込むときには、舌を上あご（口蓋）に押しつけて、舌と上あご（口蓋）でしぼり出すようにして食べ物を食道の方へ押し出します。ここでは、舌を上あご（口蓋）に押しつけて飲み込む感覚を身につけます。
　筆者は、オーラルケア社のキシリトールガム1粒で行っています。

a．舌（ベロ）を押しつけている間は、かみ合わせたまま、上下のくちびるをくっつけたままで、口のまわりが動かないように！（鏡を見ながらやりましょう）
　飲み込むときには、舌や軟口蓋などたくさんの部位が協調して動きますが、あごやくちびるは動きません。ここでも、あごやくちびるを動かすことなく、舌だけ動かせるようになることを目指します。

b．舌（ベロ）を上あご（口蓋）にこすらないように！ 押しつけるだけです。
　咀嚼のときには舌と上あご（口蓋）がこすれる動きはありますが、飲み込むときには舌を上あご（口蓋）に押しつけるだけで、こすれることはありません。ここでは上手に飲み込むことを目指しますので、舌を上あご（口蓋）にこすることなく、押しつけるだけにします。
　ガムをうすくすることが目的ではありません。舌でガムをつぶすイメージです。舌を持ち上げる力が弱いとあまりガムはうすくならないかもしれませんが、それで OK です。逆に極端にガムがうすくなっていたり、縦や横にのびている場合は、舌を上あご（口蓋）にこすっている可能性がありますので、こすらないように指導しましょう。

c．上あご（口蓋）についたガムを舌（ベロ）ではずして、どれくらいうすくなったか鏡で確認しましょう。
　舌を自在に動かせるようになるためにも、上あご（口蓋）についたガムを舌ではずすことは大切です。ときどき、指ではずそうとする人がいますが、必ず、舌ではずすようにしてもらいましょう。

　これができるようになったら、ガムをうすくしながらつばを飲み込んでもらいましょう。きちんとうすくできるようになっていれば、口の周りが動くことなく、スルッと楽につばを飲み込めるはずです。

　ガムをうすくしながら楽につばを飲み込めない人は、舌をしっかり上あご（口蓋）に押しつけられていない、上下の歯をかみ合わせていない、などの原因が考えられます。1つ1つの動きをきちんとするように指導してみましょう。

お口で こんな動き できるかな？

24 舌（ベロ）と上あご（口蓋）の間にアメをはさんだまま、じっとしていられるかな？

①アメを舌（ベロ）の上にのせて、舌（ベロ）の先をスポットにつけて、舌（ベロ）と上あご（口蓋）の間にアメをはさむ。

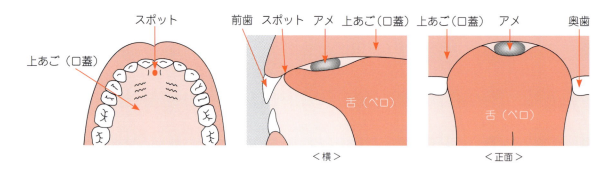

②上下の歯を軽くかみ合わせて、くちびるをとじる。

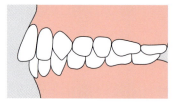
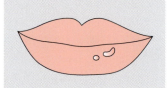

③このまま、口のまわりが動かないようにして、10分以上じっとしておく。

キシリトール100％のアメ（タブレット）を使ってやるようにしましょう。

Point
- a. 口のまわりが動かないように！ アメも動かないように！
- b. 舌（ベロ）の先がスポットから動かないように！ 軽くかんだままで！
- c. つばを飲みこむときに、口のまわりが動かないように！ アメも動かないように！（頭も動かさないこと！）舌（ベロ）の先もスポットから動かないように！ かんだままで！

口の中につばがたまってきたら、舌（ベロ）の先はスポット、舌（ベロ）のまん中でアメが動かないように押さえた状態で、舌（ベロ）の横の部分を少しだけ動かして、舌（ベロ）のまん中につばを集めましょう。そして舌（ベロ）を上あごに押しつけて、つばを飲みこみましょう。このとき、口のまわりが動かないように。

こんな説明をして、できるまでやってもらおう！

㉔ 舌（ベロ）と上あご（口蓋）の間にアメをはさんだまま、じっとしていられるかな？

こんな人におすすめ!!
- ◆飲み込むのが苦手な人、苦しそうに飲み込んでいる人
- ◆歯科治療中に舌や頬粘膜が変に動いて処置しにくい人
- ◆いつも口が開いている人（開いてしまう人）
- ◆舌がいつも前に出てきている人
- ◆唾液が少ない人、出にくい人、口の中が乾燥しやすい人
- ◆あごのラインをきれいにしたい人

　普通は、くちびるを閉じて飲み込みます。ここでは、くちびるを閉じて、舌を上あご（口蓋）に押しつけて飲み込む感覚を身につけます。また、いつも口を閉じて（上下のくちびるをくっつけて）、舌を上あご（口蓋）につけておく習慣を身につけます。

　舌を上あご（口蓋）にいつもつけておくことで、二重あごが改善され、あごのラインがきれいになる場合もあります。

　アメは、直径1cmのラムネくらいの大きさのものを使いましょう。筆者は、ロッテのキシリトールタブレットを使用しています。適当な大きさのアメがない場合は、粒ガム（かむ前のもの）でやってもOKです。

　乳幼児や高齢者などにやってもらう場合は、アメの誤嚥に注意しましょう。

a．口のまわりが動かないように！　アメも動かないように！
b．舌（ベロ）の先がスポットから動かないように！　軽くかんだままで！

　これまでの段階ができていれば、口の周りや舌など、どこも動かさないでじっとしていられるはずです。口の周りが少しでも動く場合は、舌などが口の中で動いていると思われます。口全体を動かさないでいられるようになりましょう。

c．つばを飲みこむときに、口のまわりが動かないように！　アメも動かないように！（頭も動かさないこと！）
　舌（ベロ）の先もスポットから動かないように！　かんだままで！

　舌を上あご（口蓋）に押しつけて上手に飲み込めていれば、口の周りやアメは動かないはずです。

　じっとしていることができずに口の周りが動いてしまう人は、「19．舌（ベロ）を上あご（口蓋）にすいつけたまま、口をあけて、じっとしていられるかな？」や「23．舌（ベロ）のまん中でガムをうすくできるかな？」をもう一度やってみましょう。

お口で こんな動き できるかな?

25 くちびるをとがらせて、左右に動かせるかな?

①上下の歯を軽くかみ合わせたまま、くちびるをとがらせる。

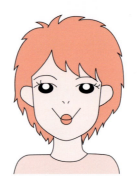

②そのまま、くちびるを右へ動かして10秒間、左へ動かして10秒間、じっとする。

③これを左右5往復する。

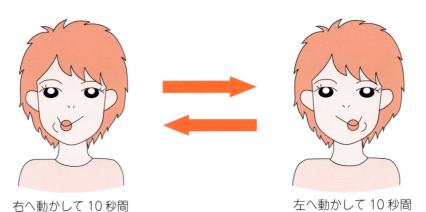

右へ動かして10秒間　　　　左へ動かして10秒間

これを5回くり返す(5往復)。

Point

- a. 左右へ動かすときに、上下のくちびるが大きくずれないように!
- b. 左右への動きは小さくてもOKです。しっかりくちびるをとがらせたままできるようになりましょう。(右から左へ、左から右へ移動させるときに、一瞬まん中で止めて、くちびるをとがらせていることを確認しましょう)
- c. 左右へ動かすときに、口角はあまり動かないように!
- d. 上下の歯をかみ合わせたまますること!
- e. 左右へ動かして10秒間じっとしていられるように!
- f. 5往復の間、上下のくちびるが離れないように!
- g. 鼻で呼吸しながらやりましょう。

㉕ くちびるをとがらせて、左右に動かせるかな？

こんな人におすすめ!!
- ◆ いつも口が開いている人（開いてしまう人）
- ◆ 口呼吸の人
- ◆ 上顎前突の人、下顎前突の人、開咬の人
- ◆ 笑顔をきれいにしたい人

　食べるとき、話すときなどには、くちびるがいろいろな方向へ大きく動きます。これらは無意識のうちに行われる動きが多いのですが、意識下でも、くちびるを自在に動かせるようになりたいところです。

a．左右へ動かすときに、上下のくちびるが大きくずれないように！
　左右へ動かすときに、上くちびるがあまり動かず、下くちびるだけ動く人がいます（くり返し動かしているうちに、そのようになってくる人もいます）。多少は仕方ないと思いますが、できるだけ上下のくちびるが左右にずれないでできるようになりましょう。

b．左右への動きは小さくても OK です。しっかりくちびるをとがらせたままできるようになりましょう。（右から左へ、左から右へ移動させるときに、一瞬まん中で止めて、くちびるをとがらせていることを確認しましょう）

c．左右へ動かすときに、口角はあまり動かないように！
　左右へ大きく動かすと、くちびるをとがらせる点がおろそかになることがあります。左右への動きは小さくてもよいので、しっかりくちびるをとがらせてやりましょう。右から左へ、または左から右へ移動させるときに、一瞬まん中で止めて、くちびるをしっかりとがらせていることを確認するとよいと思います。
　左右へ動かすときに、口角を左右に引っぱって動かす人がいます（左右へ大きく動かそうとする人に多く見られます）。口角を動かす動きは、「26．口角を左右に動かせるかな？」で身につけますので、ここでは、口角をあまり動かすことなく、しっかりくちびるをとがらせて左右へ動かしましょう。

d．上下の歯をかみ合わせたまますること！
　上下の歯をかみ合わせずにすると、左右へ動かすときに、下あごも一緒に左右へ動く人がいます。ここでは、くちびるだけ動かせるようになることを目指しますので、下あごが動かないように、上下の歯をかみ合わせてするようにしましょう。

e．左右へ動かして 10 秒間じっとしていられるように！
　この動きをしていると、口の周りが疲れてきて、ピクピクしてくる人がいます。また、じっとしていることができずに、いろいろな方向へ口が動く人もいます。10 秒間動かずに、じっとできるようになりたいところです。

f．5 往復の間、上下のくちびるが離れないように！
g．鼻で呼吸しながらやりましょう。
　この動きをしていると、なぜか鼻で呼吸しにくくなる人がいます。理由はわかりませんが、左右5往復の間は、上下のくちびるをくっつけたまま、鼻で呼吸をしていられるようになりたいところです。

26 口角を左右に動かせるかな？

①上下の歯をかみ合わせて、くちびるをとじる。

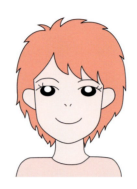

②口角を右へ動かして10秒間、左に動かして10秒間、じっとする。

③これを左右５往復する。

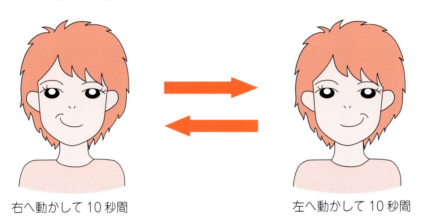

右へ動かして10秒間　　　　左へ動かして10秒間

これを５回くり返す（５往復）。

Point
- ☐ a．上下の歯をかみ合わせたまますること！
- ☐ b．口角だけを動かしましょう。下あごが一緒に動かないように。
- ☐ c．片方の口角だけ動かせるようになりましょう。（口全体に力が入ったり、反対側の口角が動いたりしないように！）
- ☐ d．左右へ動かして10秒間じっとしていられるように！
- ☐ e．左右へ動かすときに、上下のくちびるがずれないように！
- ☐ f．鼻で呼吸しながらやりましょう。

㉖ 口角を左右に動かせるかな？

こんな人におすすめ!!
- いつも口が開いている人（開いてしまう人）
- 口呼吸の人
- 上顎前突の人、下顎前突の人、開咬の人
- 笑顔をきれいにしたい人

こんな説明をして、できるまでやってもらおう！

　食べるとき、話すときなどには、くちびるがいろいろな方向へ大きく動きます。これらは無意識のうちに行われる動きが多いのですが、意識下でも、くちびるを自在に動かせるようになりたいところです。

a．上下の歯をかみ合わせたまますること！
b．口角だけを動かしましょう。下あごが一緒に動かないように。
　口角を左右へ動かすときに、下あごも一緒に動く人がいます。ここでは、口角だけ動かせるようになることを目指しますので、下あごが動かないように、上下の歯をかみ合わせてするようにしましょう。

c．片方の口角だけ動かせるようになりましょう。（口全体に力が入ったり、反対側の口角が動いたりしないように！）
　ここでは、左右の口角をどちらか片方だけ動かしたいのですが、口全体に力が入ったり、動かしている側とは反対の口角も動いたりする人がいます。動かしたい側の口角だけ動かせるようになりましょう。

d．左右へ動かして10秒間じっとしていられるように！
　この動きをしていると、口の周りが疲れてきて、ピクピクしてくる人がいます。10秒間動かずに、じっとできるようになりたいところです。

e．左右へ動かすときに、上下のくちびるがずれないように！
　左右の口角だけを動かすのが難しくて、上下のくちびるをずらしてそれらしい動きをする人がいます。上下のくちびるをずらすことなく、左右の口角だけ動かせるようになりましょう。

f．鼻で呼吸しながらやりましょう。
　左右5往復の間は、上下のくちびるをくっつけたまま、鼻で呼吸をしていられるようになりたいところです。

お口で こんな動き できるかな？

27 下あごを左右に動かせるかな？

①上下の歯を軽くかみ合わせたまま、少しくちびるをあける。

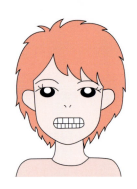

②上下の歯を接触させたまま、下あごを右へ動かして10秒間、左へ動かして10秒間、じっとする。

③これを左右5往復する。

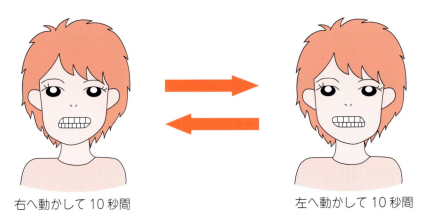

右へ動かして10秒間　　　　　　左へ動かして10秒間

これを5回くり返す（5往復）。

Point

☐ a．かみ合わせたときの上下の歯のまん中を確認し、その位置から上下のまん中が3mm程度左右へずれるところまで、下あごを動かしましょう。

☐ b．左右への動きがメインです。下あごは多少前にも動くと思いますが、大きく前に動きすぎないように！

☐ c．上下の歯を接触させてやりましょう。（下あごを左右へ動かしたときには、一部の歯しか接触しませんが、それでOKです）

☐ d．左右へ動かすときに、多少くちびるが動くのはOKです。ただし、くちびるの動きが大きくなりすぎないように！

☐ e．上下のくちびるをとじた状態でやってもOKです。しかし、くちびるをとじてすると、左右への動きがわかりにくくなるので、口をあけて、かみ合わせが左右へずれていくのを確認しながらやった方がよいと思います。

☐ f．左右へ動かして10秒間じっとしていられるように！

㉗ 下あごを左右に動かせるかな？

こんな人におすすめ!!
- 食べるのがとても速い人、とても遅い人
- かむのが苦手な人、上手にかめない人
- 上顎前突の人、下顎前突の人、開咬の人
- 笑顔をきれいにしたい人

　食べ物をかむときには、下あごが左右に動きます。これは無意識に行われる動きですが、ここでは意識的に下あごを左右に動かせるようになることを目指します。

a．かみ合わせたときの上下の歯のまん中を確認し、その位置から上下のまん中が3mm程度左右へずれるところまで、下あごを動かしましょう。

　下あごをあまり大きく動かす必要はありません。正面から見て、下あごを3mm程度左右へ動かすようにしましょう。

b．左右への動きがメインです。下あごは多少前にも動くと思いますが、大きく前に動きすぎないように！

　下あごを左右へ動かそうとすると、前に動いてしまう人がいます。多少前に動くのは仕方ありませんが、前への動きがメインにならないようにしましょう。

c．上下の歯を接触させてやりましょう。（下あごを左右へ動かしたときには、一部の歯しか接触しませんが、それでOKです）

　下あごを左右へ動かすときに、最初は接触していた上下の歯が全て離れてしまう人がいます（そして、下あごを左右へ動かした後で上下の歯を接触させる人もいます）。下あごを左右へ動かすときには、必ず上下の歯を接触させた状態でするようにしましょう。左右へ動かしたときには、上下の歯が一部しか接触しなくなると思いますが、それで問題ありません。

d．左右へ動かすときに、多少くちびるが動くのはOKです。ただし、くちびるの動きが大きくなりすぎないように！

　下あごを左右へ動かそうとすると、下あごがあまり動かずに、くちびるが大きく動く人がいます。多少くちびるが動くのは問題ありませんが、くちびるの動きがメインにならないようにしましょう。

e．上下のくちびるをとじた状態でやってもOKです。しかし、くちびるをとじてすると、左右への動きがわかりにくくなるので、口をあけて、かみ合わせが左右へずれていくのを確認しながらやった方がよいと思います。

　食べ物をかむときには口を閉じていますので、くちびるを閉じてこの動きをしても問題ありません。しかし、くちびるを閉じてすると、きちんと左右へ動いているのかを評価することが難しくなりますので、基本的には上下のくちびるを開けてやった方がよいと思います。

f．左右へ動かして10秒間じっとしていられるように！

　下あごを左右へ動かすこと自体が難しい人がいます。そのような人は、まず下あごを左右へ動かせるようになりましょう。その後、左右へ動かして10秒間じっとしていられるようになることを目指していけばよいと思います。

お口で こんな動き できるかな？

28 くちびる、口角、下あごを、順番に動かせるかな？

① 上下の歯をかみ合わせたまま、くちびるをとがらせる。
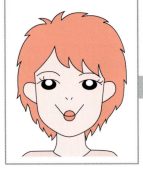

② そのまま、くちびるを右へ動かす。
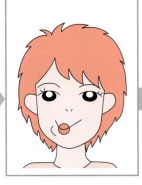

③ くちびるをまん中へもどす。
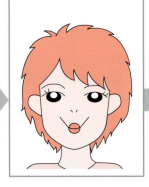

④ くちびるを楽な状態にする。
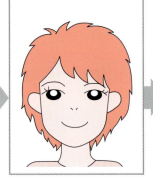

⑤ 口角を右へ動かす。
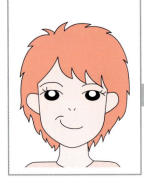

⑥ くちびるを楽な状態へもどす。
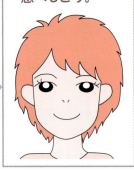

⑦ くちびるを開ける。
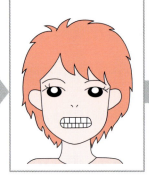

⑧ そのまま、下あごを右へ動かす。
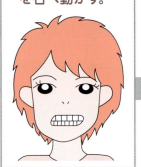

⑨ 下あごを、まん中へもどす。
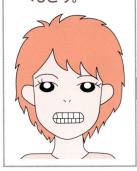

⑩ くちびるをとじる。
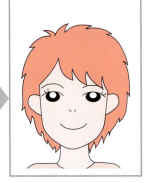

①～⑩を行った後、左側へ動かす動きを、同様に行う。

- ☐ a．1秒間に1つの動き、10秒間で一連の動きをするようにしましょう。（頭の中で10のリズムを数えながらやりましょう）―左右連続でする場合は20秒です。
- ☐ b．ひとつひとつの動きを正確にするように！
- ☐ c．一連の動きを、上下の歯をかみ合わせたままでするようにしましょう。（下あごを動かすときには一部の歯しか接触しませんが、それでOKです）
- ☐ d．鼻で呼吸しながらやりましょう。

㉘ くちびる、口角、下あごを、順番に動かせるかな？

こんな人におすすめ!!
- ◆いつも口が開いている人（開いてしまう人）
- ◆口呼吸の人
- ◆食べるのがとても速い人、とても遅い人
- ◆かむのが苦手な人、上手にかめない人
- ◆上顎前突の人、下顎前突の人、開咬の人
- ◆笑顔をきれいにしたい人
- ◆嘔吐反射が強い人

　食べるとき、話すときなどには、くちびるや下あごがいろいろな方向へ動きます。これらの動きは無意識のうちに行われるものが多いのですが、ここでは意識下でも、くちびるや下あごを自在に動かせるようになることを目指します。

a．1秒間に1つの動き、10秒間で一連の動きをするようにしましょう。（頭の中で10のリズムを数えながらやりましょう）―左右連続でする場合は20秒です。

b．ひとつひとつの動きを正確にするように！
　最初はゆっくりでよいので、ひとつひとつの動きを正確にするようにしましょう。慣れてきたら、10のリズムを数えながらやってみましょう。
　それぞれの動きが正確にできない場合は、「25．くちびるをとがらせて、左右に動かせるかな？」、「26．口角を左右に動かせるかな？」、「27．下あごを左右に動かせるかな？」をやってみましょう。

c．一連の動きを、上下の歯をかみ合わせたままでするようにしましょう。（下あごを動かすときには一部の歯しか接触しませんが、それでOKです）
　口を動かすことに必死で、上下の歯をかみ合わせたまま、という点がおろそかになる人がいます。上下の歯が離れると、どこを動かしているのかがわかりにくくなりますので、上下の歯をかみ合わせたまますることは大切です。上下の歯をかみ合わせたまま（下あごを動かすときは一部の歯を接触させたまま）、一連の動きができるようになりましょう。

d．鼻で呼吸しながらやりましょう。
　一連の動きを、息を止めたまましようとする人がいます。また、口で息をしようとする人もいます。必ず鼻で呼吸しながらするようにしましょう。
　鼻で呼吸することを意識しすぎて、それぞれの動きがおろそかになる人がいます。そのような人は、まず鼻呼吸をしっかり身につけましょう。「1．こんなブクブクうがい できるかな？」、「2．こんなガラガラうがい できるかな？」、「3．歯みがきを10分以上続けられるかな？」、「11．口全体をふくらませられるかな？」、「12．口の前の部分をふくらませられるかな？」、「13．口の前の部分を上下交互にふくらませられるかな？」をやってみるのもよいと思います。

お口で こんな動き できるかな？

29 前歯でガムを２つに分けられるかな？

①ガムをかんでやわらかくしてから、丸めて、舌（ベロ）の上にのせる。

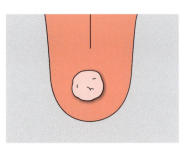

②丸めたガムを、上下の前歯のあいだにはさみ、かみ切る。

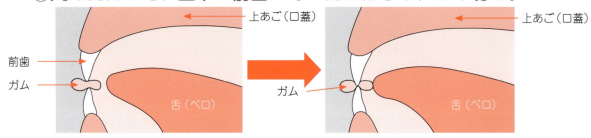

③かみ切ったガムを、舌を使って２つに分ける。

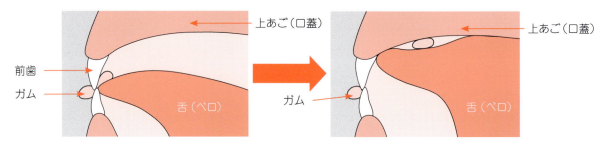

④きちんと２つに分けられたことを確認する。

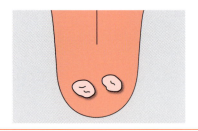

キシリトール100％のガムを使ってやるようにしましょう。

Point
- a. 完全に２つに分けられるように！（ガムがのびて、一部でもくっついていたら×です）
- b. ガムは同じくらいの大きさに分けられるようになりましょう。
- c. 上下の前歯でかみ切って２つに分けること！（舌と前歯を使って２つに分けないように！）

こんな説明をして、できるまでやってもらおう！

㉙ 前歯でガムを２つに分けられるかな？

こんな人におすすめ!!
- ◆前歯で食べ物をかみ切るのが苦手な人、かみ切れない人
- ◆いつも口が開いている人（開いてしまう人）
- ◆食べるのがとても速い人、とても遅い人
- ◆上顎前突、下顎前突、開咬を治療した人
- ◆舌がいつも前に出てきている人

　　前歯は、食べ物を口の中へ取り込むときにかみ切る歯です。奥歯は口の中へ入った食べ物をモグモグかむ歯です。ここでは、前歯でかみ切る動きを身につけます。
　　筆者は、オーラルケア社のキシリトールガム１粒で行っています。

a．ガムを完全に２つに分けられるように！（ガムがのびて、一部でもくっついていたら×です）
b．ガムは同じくらいの大きさに分けられるようになりましょう。

　　前歯でかみ切る習慣のない人にとっては、難しい動きのようです。練習すればできるようになりますので、ガムを完全に２つに分けられるようにがんばりましょう。
　　ガムの種類や大きさによっては難しい場合もあるようですが、基本的には、どのようなガムでも、完全に２つに分けられるようになりたいところです（あまりに小さいガムだと２つに分けるのが難しいかもしれません。そのような場合は、ガムを２粒使ってやってみましょう）。
　　また、ガムを同じくらいの大きさに分けられるようになることも大切です。

c．上下の前歯でかみ切って２つに分けること！（舌（ベロ）と前歯を使って２つに分けないように！）

　　上下の前歯でかみ切って２つに分けてほしいのですが、前歯と舌で２つに分ける人がいます（最初は上下の前歯を使い、途中から前歯と舌を使って２つに分ける人もいます）。必ず、上下の前歯でガムをかみ切って２つに分けるようにしましょう。
　　どうしても前歯と舌でガムを２つに分けてしまう人は、常に上下の前歯を接触させておくことに意識を集中しましょう。そうすれば必然的に、前歯と舌ではなく、上下の前歯でかみ切ることにつながります。

お口で こんな動き できるかな？

30 上手にガムをかめるかな？

①ガムをかんでやわらかくする。

②ガムを右側の奥歯で20回、左側の奥歯で20回、同じ速さで、リズミカルにかむ（左右20回ずつ、10往復する）。

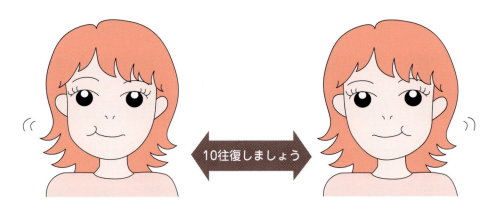

10往復しましょう

キシリトール100％のガムを使ってやるようにしましょう。

Point
- □ a．口をとじて（上下のくちびるをくっつけて）かむこと！
- □ b．前歯でかまないこと！　必ず奥歯でかむこと！
- □ c．上手にかめていれば、かんでいる側の口角（くちびるの左右の端の部分）が横に引かれながら、回転するように動くはずです。
- □ d．同じリズムでかむこと！
- □ e．ガムを左右へ移動させるときには、口のまん中を通過させましょう。
- □ f．ガムを左右へ移動させるときに、頭が左右へ動かないように！ガムをかんでいる間も、頭が左右へ動いていかないように！

　口角がきれいに動いていない場合や、かみにくい場合は、１回ごとのかむ動きを意識してみましょう。

かむときの動き（正面から見た図）—普通は無意識のうちにこんな動きをしているはずです。

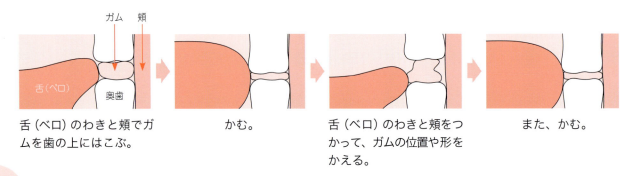

舌（ベロ）のわきと頬でガムを歯の上にはこぶ。　かむ。　舌（ベロ）のわきと頬をつかって、ガムの位置や形をかえる。　また、かむ。

㉚ 上手にガムをかめるかな？

こんな人におすすめ!!
- 食べるのがとても速い人、とても遅い人
- かむのが苦手な人、上手にかめない人
- 嘔吐反射が強い人
- 唾液が少ない人、出にくい人、口の中が乾燥しやすい人
- 顎位が不安定な人

　口の中に入った食べ物は、舌や頬で奥歯の上へ運ばれ、それを私たちはかんで食べています。ここでは、舌や頬で食べ物を奥歯の上へ運び、奥歯でかむ感覚を身につけます。
　また、左右でかみ方（かむ動きやかみやすさなど）に差がないか確認します。
　食べ物をかむときには、ただ単純にあごが上下に動くのではなく、回転するように動き、すりつぶす動きがあることを理解してもらいます。
　筆者は、オーラルケア社のキシリトールガム1粒で行っています。

a．口をとじて（上下のくちびるをくっつけて）かむこと！
　食べ物を奥歯でモグモグかむときには、ただ単に食べ物をかみ砕いているだけでなく、食べ物を唾液と混ぜ合わせて、飲み込みやすい状態にしています。口が開いていると、口からこぼれないようにしながらモグモグかむため、食べ物を唾液と混ぜ合わせるのが難しくなります。また、マナーの面からも、口を閉じて食べるようにした方がよいと思います。

b．前歯でかまないこと！　必ず奥歯でかむこと！
　前歯は、おにぎりやサンドイッチなどを「ガブッ」とかみ切って口の中へ取り込むときに使う歯です。ガムなど、口の中にある食べ物は奥歯でかむべきです。奥歯でなく前歯でガムをかもうとする人に対しては、まず「32．前歯でかみ切って、おく歯でモグモグかんで食べましょう！」を理解してもらいましょう。
　奥歯でかむように指導しても、すぐにはきちんとかめない人がいます（かむ位置（顎位）が不安定な人によく見られます）。このような人には、最初はゆっくりでよいので、確実に舌で奥歯の上へガムを運んでかむ、ということをくり返し練習してもらいましょう。最初は、ガムを2粒にするなど、少し大きめのガムの方がかみやすいかもしれません。

c．上手にかめていれば、かんでいる側の口角（くちびるの左右の端の部分）が横に引かれながら、回転するように動くはずです。
　患者さんに「かみにくい」と言われたときや、口角の動きがない、下顎が回転するように動いていない場合は、奥歯の上へ舌や頬でガムを運べているか、患者さん自身に確認してもらいましょう。歯の上へガムを運べていない場合は、舌のわきと頬で運んでかむよう、患者さん自身に意識してもらいましょう。
　左右で、かみやすさやかみ方に違いがある場合は、かみやすい側、きれいにかめている側の動きを意識してもらい、反対側でも同じ動きになるようにしてもらいましょう。
　どうしても上手にかめない場合に限って、意識的に口角を動かしてかんでもらったり、下顎を意識的に回転させてかんでもらうのもよいと思います。
　かむ動きは、誰でも無意識のうちに行っている動きです。ちょっと意識するだけで、上手にかめるようになっていきます。

d．同じリズムでかむこと！
　ガムを上手に奥歯の上へ運べないと、かむリズムは乱れます。リズムよくかめない人には、毎回舌で奥歯の上へガムを運ぶ意識を持ってかんでもらったり、ガムを少し大きくして（2粒にするなど）かんでもらうことで、よくなることがあります。
　普段から奥歯でかむ習慣がない人は、リズムよくかみ続けられないようです。このような人には、まず奥歯でかめるようになってもらいましょう。奥歯でかめるようになってくると、自然にかむリズムもよくなることがあります。
　また、かむリズムがずっと乱れ続ける人については、時計の秒針やメトロノームに合わせてかんでもらうのもよいと思います。

e．ガムを左右へ移動させるときには、口のまん中を通過させましょう。
　ガムを左右へ移動させるときに、口の前方を移動させる人（上下のくちびるの間からガムが見える人）がいます。奥歯でかむ習慣のない人や嘔吐反射が強い人に多く見られるような気がします。
　ガムを左右へ移動させるときには、口のまん中、舌の上を通過させるようにしましょう。

f．ガムを左右へ移動させるときに、頭が左右へ動かないように！　ガムをかんでいる間も、頭が左右へ動いていかないように！
　ガムをかんでいる間やガムを左右へ移動させるときに、頭を左右へ回転させたり傾けたりする人がいます。舌や頬でガムをうまく奥歯の上に運べないために、頭を動かしてそれを補おうとしているのだと思います。頭を動かさずにかめるように指導しましょう。

お口で こんな動き できるかな？

31 ガムをかみながら、上手につばを飲みこめるかな？

A→B→C→B→A→B→C→B→A→……… の順番でくり返しましょう。

A 右の奥歯で20回かむ
"1・2・3・4・5……20"

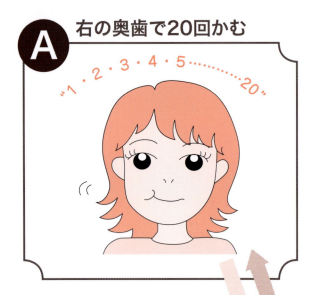

C 左の奥歯で20回かむ
"1・2・3・4・5……20"

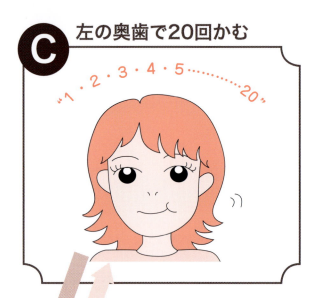

B つばをのみこむ

①上下の歯をかみ合わせた状態で止める。

②舌（ベロ）の先はスポットで、くちびるをとじたまま、舌（ベロ）のまん中につばをためて、舌（ベロ）を上あご（口蓋）にすいつける。

③くちびるをとじたまま、つばを飲みこむ。

上あご（口蓋）　スポット

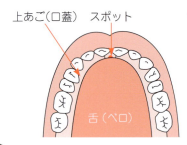

前歯　スポット　上あご（口蓋）

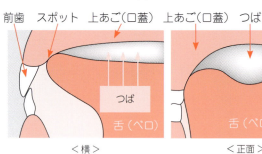

＜横＞

上あご（口蓋）　つば

上下の歯をしっかりかみ合わせる。

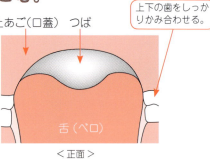

＜正面＞

キシリトール100％のガムを使ってやるようにしましょう。

Point
- a. つばを飲みこむとき、ガムは歯の上においておきます。
- b. 飲みこむ動きばかり意識して、かむ動きがおろそかにならないように！
- c. しっかり奥歯でかむこと、飲みこむときに口のまわりが動かないこと！
- d. かむ動き、飲みこむ動きが、これまで練習してきた動きでできるようになりましょう。

こんな説明をして、できるまでやってもらおう！

㉛ ガムをかみながら、上手につばを飲みこめるかな？

こんな人におすすめ!!
- ◆食べるのがとても速い人、とても遅い人
- ◆かむのが苦手な人、上手にかめない人
- ◆飲み込むのが苦手な人、苦しそうに飲み込んでいる人
- ◆よくむせる人

これまで身につけてきた、「かんで飲み込む」動きの総復習です。

a．つばを飲みこむとき、ガムは歯の上においておきます。
　これまでは、アメやガムを舌のまん中においてつばを飲み込んできましたが、ここでは、ガムを歯の上にのせたまま、かみ合わせて、舌を上あご（口蓋）に吸い付けて、つばを飲み込みましょう。

b．飲みこむ動きばかり意識して、かむ動きがおろそかにならないように！
c．しっかり奥歯でかむこと、飲みこむときに口のまわりが動かないこと！
d．かむ動き、飲みこむ動きが、これまで練習してきた動きでできるようになりましょう。
　かむときにはかんでいる側の口角が動いていること、飲み込むときには口の周りが動かないことをチェックしましょう。
　飲み込む直前に、口の周りに力が入る人がいます。これはつばを舌のまん中に集めている動きだと思われますので、多少仕方ないのですが、できればなくしたいところです。飲み込むときには、口の周りに力が入らないようにしましょう。

　唾液の嚥下と、固形物の咀嚼、嚥下とでは、飲み込み方が異なりますので、この動きができるようになったからといって、すぐに上手に食事ができるわけではありません。
　しかし、上手に食事ができる人にとって、この動きは難しくないようです。
　この動きは、上手に食事をするために、できた方がよい動きの1つであると筆者は考えています。

〈参考〉

手を使って、お口を動かしてあげよう！

●のついた部位に対して、1秒間力を加えることを数回くり返したり、5～6秒間力を加え続けたりしましょう。

① 唇をつまむ
（上下3か所ずつ―右・真ん中・左）

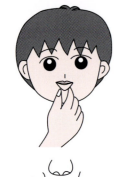
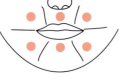

上唇の上、または下唇の下を、厚めにつまむ。

② 唇をふくらませる
（上下2か所ずつ―右・左）

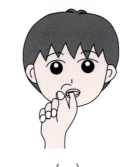
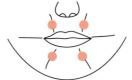

指先を使って、アメ玉が入っているようにふくらませる。

③ 頬をふくらませる
（右・左）

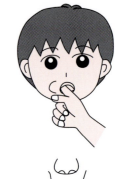
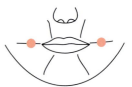

指先を使って、アメ玉が入っているようにふくらませる。

④ 唇を縮める
（上下3か所ずつ―右・真ん中・左）

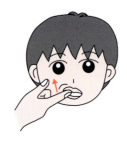
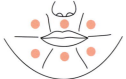

唇に指をあてて、唇がめくれないように、上下に縮める。

⑤ 唇を伸ばす
（上下3か所ずつ―右・真ん中・左）

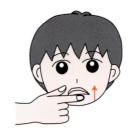
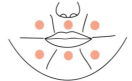

上唇の上、または下唇の下に指をあてて、上下に伸ばす。

⑥ アゴの後ろを押す―舌を持ち上げる
（1か所）

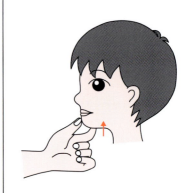

骨のない軟らかい部分を指で押し上げる（舌を持ち上げられている感覚がある）。

＊このようなことをすると、痛みを訴える人がいます（特に「②唇をふくらませる」で多く見られます）。そのような場合は、その部位に対して5～6秒間力を加え続けることを2～3回くり返しましょう。痛みが軽減してくると思います。

＊このようなことをすると、口のまわりに力が入ってしまう人がいます。そのような場合は、できるだけ力を抜くようにしてもらいましょう。

手を使って、お口を動かしてあげよう！

　筆者の医院では、口の動きの練習前に、バンゲード法（口唇訓練、頬訓練、舌訓練など）をアレンジした方法で、術者が患者さんの口を動かしてあげるようにしています。

　バンゲード法は、本来、意思の疎通が困難で、協力が得られにくい人に対して摂食嚥下機能を高める目的などで行われますが、普通の人にしてあげると、している間は心地よく、した後はなんだか口が軽くなった感じがする、と言われることがよくあります。そこで筆者の医院では、口の動きの練習のモチベーション向上を目的として、バンゲード法をアレンジした方法で、患者さんの口を動かしてあげるようにしています。

　筆者の医院では、診療の時と同じ姿勢（患者は仰向き）で、主に左ページのような内容を行っています。他にも、ガムラビング（歯肉マッサージ）や咬筋マッサージなど、その人の様子を見ながら、いろいろなことを行います。
　バンゲード法は本来、上唇・下唇でそれぞれ右・まん中・左など2～3等分して行うのですが、筆者の医院ではアレンジして、左右同時にしたり、まん中だけ行ったりもします。1秒間力を加えることを数回繰り返したり、5～6秒間力を加え続けたり、力を加える時間もいろいろです。

　このようなことをすると、痛みを訴える人がいます（特に「2 唇をふくらませる」で多く見られます）。乳幼児期の過敏が残っていて痛いのか、この部分の筋肉がきちんと使われていなくて硬くなっていたところを引っぱられて痛いのかはわかりませんが、最初に痛くても、5～6秒間力を加え続けることを2～3回くり返すことで、痛みは軽減します。痛みがある人は、口腔機能に問題を抱えている人が多いので、痛みが軽減するまで行っています。

　また、このようなことをすると、口のまわりに力が入ってしまう人もいます。そのような場合は、できるだけ力を抜くようにしてもらっています。このようなことをしても、口のまわりに力が入らないようになった方がよいと筆者は考えています。

　こちらの手を使って口を動かしてあげながら、口の筋肉をしっかり使えることの大切さ、口をきちんと動かせることの大切さを患者さんに説明すると、理解してもらいやすくなります。

ちょっと一息

　液体を一口だけ嚥下するとき、嚥下物は口腔から一気に咽頭を通過して食道まで送られます。液体を連続で嚥下するときには、嚥下反射が起こる時点で、すでに嚥下物は咽頭まで入り込んでいて、それを飲み込んでいます。固形物を咀嚼して嚥下するときには、咀嚼中に少しずつ食塊は咽頭へ送られ、それをまとめて飲み込んでいます。液体と固形物の嚥下は異なっており、液体の嚥下も飲み方によって動きが違うのです。
　この本に記載した嚥下は主に唾液の嚥下ですので、実際の生活の中での咀嚼・嚥下には合わないかもしれません。しかし、基本的に全ての嚥下は、舌を口蓋に押しつけて、舌と口蓋でしぼり出すようにして嚥下物を咽頭・食道へ送り出していますので、この本に記載した動きはとても大切であると筆者は考えています。実際、この本の内容ができるようになったことで、「食べやすくなった」「むせにくくなった」「お腹をこわしにくくなった」と言われることが多々あります。

日常生活で気をつけること

・p.76～p.83は患者説明用ページ（コピーをして使って下さい）
・p.84、p.85は指導者用解説ページ

日常生活で 気をつけること

32 前歯でかみ切って、奥歯でモグモグかんで食べましょう！

◆食べものは、前歯でかみ切って口の中に取りこみましょう！

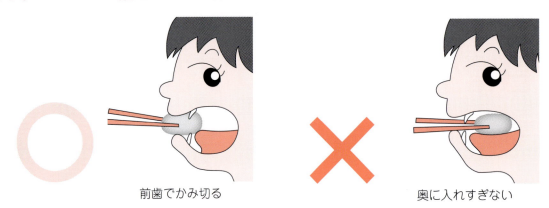

○ 前歯でかみ切る　　　× 奥に入れすぎない

◆口の中に入った食べものは、奥歯でモグモグかみましょう！

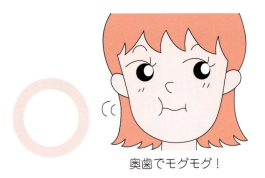

○ 奥歯でモグモグ！

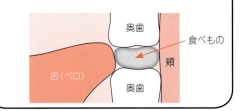

口の中の食べものは、舌（ベロ）と頬を使って奥歯の上に運び、奥歯でしっかりかみましょう。

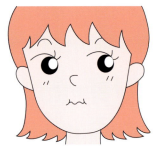
× 前歯でかまないように！

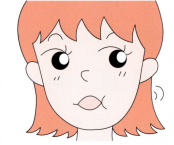
× 口をあけてかまないように！

あまり、ほおばって食べないように……
奥歯でかむのがむずかしくなりますよ。

前歯はかみ切る歯、奥歯はモグモグかむ歯です。前歯でモグモグしたり、奥歯でかみ切ったりしないようにしましょう。

33 上を向いて食べものを取りこまないように

◆食べるときには、前または少し下を向いて、食べものを口の中に取りこみましょう（食べものをくちびるに接触させながら前歯でかみ切ることが大切です）。

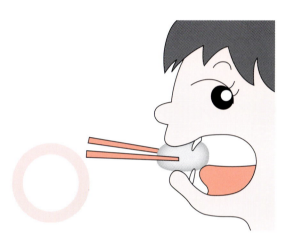

◆上を向いて食べると、食べものが口の奥まで落ちていったり、たくさん入りすぎてしまいます。

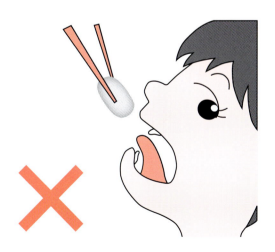

上を向いて食べると、奥歯でモグモグかめずに丸飲みすることにつながります。また、食べものが気管の方へ入っていくリスクにもなります。上を向いて食べものを取りこまないようにしましょう。

日常生活で 気をつけること

34 スプーンで食べるとき

◆最初は、ティースプーンくらいの小さいスプーンを使いましょう。
（いきなりカレーライスを食べるような大きなものを使わないように！）

◆スプーンの前の方に食べものをのせます。

◆スプーンは、口のまん中にまっすぐ入れましょう。

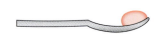

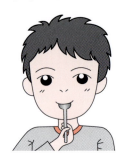

◆スプーンの前3分の2くらいを口の中に入れましょう。
（スプーンを口の奥まで入れすぎないように）

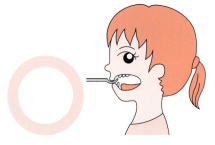

スプーンの前2/3が口の中へ入っていますね。

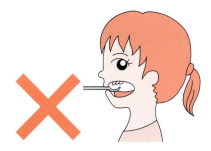

スプーンを口の奥まで入れすぎないこと。

◆スプーンを上下のくちびるではさみ、スプーン上のものを上くちびるで口の中へ取りこみます。
（スプーンを歯や舌（ベロ）に接触させないように。スプーン上のものを歯や舌（ベロ）で取りこまないように）

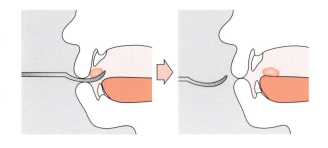

◆スプーンはまっすぐ前に引きぬくようにしましょう。

◆スプーンを引きぬいた後も、口はとじておきましょう。

　　スプーンを口の奥まで入れすぎないこと、スプーン上のものをくちびるで取りこむことが大切です。大きなスプーンを使うと、スプーンの先が口の奥まで入りすぎたり、スプーン上のものを歯で取りこんだりすることにつながりやすいので、口のサイズに合ったスプーンを使うようにしましょう。特に子どもでは注意しましょう。

35 コップで飲むとき（ペットボトルで飲むとき）

◆**コップのふちを上下のくちびるではさみましょう。**
（舌（ベロ）をコップのふちに接触させないように）

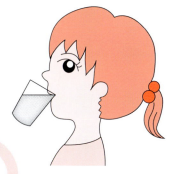
○ コップのふちを上下のくちびるではさんでいますね

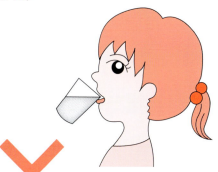
× コップのふちに舌（ベロ）をあてないように…

◆**上くちびるを飲みものでぬらしながら飲みましょう。**

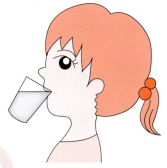
○ 上くちびるに飲みものがあたっていますね

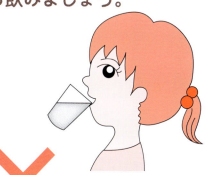
× 上くちびるに飲みものがあたっていません

◆**ペットボトルで飲むときも、ペットボトルのふちをくちびるではさんで、上くちびるをぬらしながら飲みましょう。**

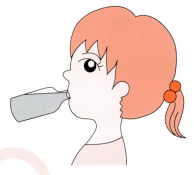
○ ペットボトルのふちを、上下のくちびるではさんでいますね

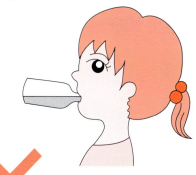
× ペットボトルの飲み口を、全て口へ入れて飲まないように……

日常生活で 気をつけること

36 コップを深くくわえて飲んでいませんか？

◆コップを深くくわえると、コップのふちが上の前歯の内側まで入ったり、コップのふちが舌（ベロ）の上にのったりして、コップのふちが歯や舌（ベロ）にあたりやすくなります！

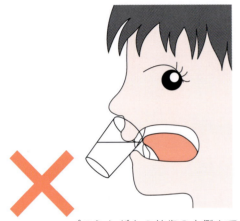

コップのふちが上の前歯の内側まで入っていて、前歯や舌（ベロ）にあたっています。

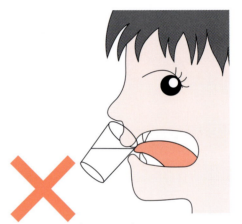

コップのふちが舌（ベロ）の上にのっています。

◆コップは浅くくわえて、コップのふちに歯や舌があたらないように気をつけましょう！

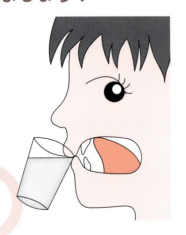

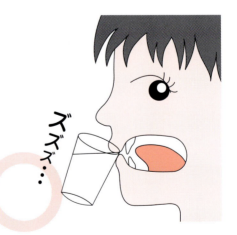

コップを浅くくわえれば、コップのふちは上下のくちびるだけではさまれ、歯や舌（ベロ）にあたることはありません。コップから、「ズズズ…」とすすって飲めることも大切です。

37 飲み方に癖がついてしまっていたら、こんなふうに飲んでみましょう

①上下の歯をかみ合わせる。

②上下の歯をかみ合わせたまま、コップのふちを上下のくちびるではさむ。

③舌（ベロ）の先をスポットにつける。

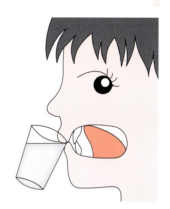

④上くちびるに飲みものを接触させながら、飲みものを口へ入れる。

⑤舌（ベロ）の先をスポットにつけたまま、飲みものを舌（ベロ）の横からまん中へ運び、舌（ベロ）のまん中だけを動かして飲む。

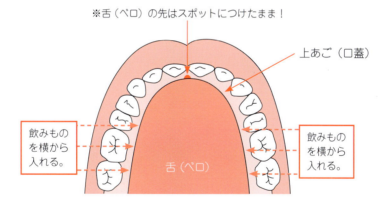

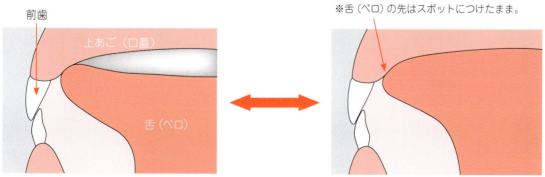

＊上下の歯をずっとかみ合わせていること、舌（ベロ）の先をスポットにずっとつけておくこと、この2点だけ気をつければ、あとは自然にできるはずです。

日常生活で 気をつけること

38 口をゆすいで水をはき出すとき、どんなふうにはき出していますか？

◆くちびるを使って、「プッ」とはき出すようにしましょう！
（自分の口の力で、水を口から出している感じは○）

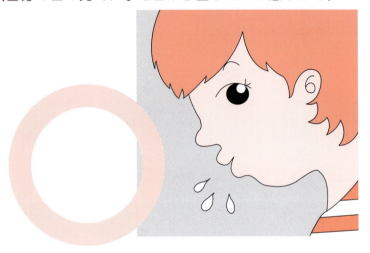

◆ただ口をあけて、「ベーッ」とはき出さないように！
　舌（ベロ）が前に出る人は注意！ 舌（ベロ）が出ないようにしましょう。
（口をあけて、重力で水が口から出ていく感じは×）

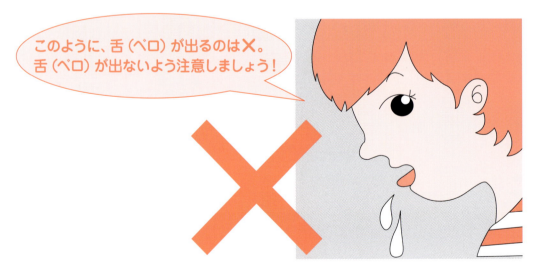

このように、舌（ベロ）が出るのは×。
舌（ベロ）が出ないよう注意しましょう！

　水をはき出した後、くちびるだけでなく、あごなど口のまわりまで水でぬれている人は、ただ口をあけて、「ベーッ」とはき出している可能性が高いです。くちびるを使って「プッ」とはき出して、くちびる以外のところが水でぬれないようになりましょう。

39 口をとじて寝るようにしてみましょう

①あお向けになる。

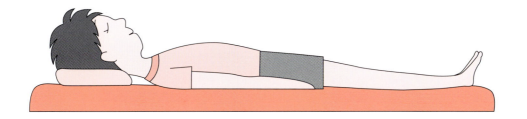

②口をとじる（上下のくちびるをくっつける）。

③舌（ベロ）の先はスポット、舌（ベロ）全体を上あご（口蓋）につける。

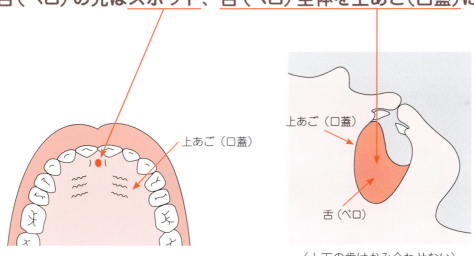

（上下の歯はかみ合わせない）

④鼻でゆっくり息をする（20回以上）。

夜寝るとき、眠りにおちるまで、
この姿勢でいられるようになりましょう‼

日常生活で 気をつけること

32 前歯でかみ切って、奥歯でモグモグかんで 食べましょう！

　前歯は薄く包丁のような形です。奥歯にはかむ面があり、食べ物をすりつぶすための形をしています。前歯と奥歯は、形が違い、役割が違うのです。前歯はかみ切る歯、奥歯はモグモグすりつぶす歯です。

　前歯でモグモグかんだり、奥歯でかみ切るなど、この役割の違いを身につけられていない人がいます。特に、上顎前突、下顎前突、前歯部開咬の人は、前歯でかみ切る習慣がほとんどありませんので、矯正歯科治療等により前歯でかめるようになったら、前歯でかみ切って食べることを指導しましょう。「29．前歯でガムを2つに分けられるかな？」をやってもらうのもよいと思います。

　前歯でかみ切ることなく食べると、食べ物が適切な一口量より多く口の中へ入ってしまい、奥歯でモグモグかむのが難しくなります。そして丸飲みすることにつながります。前歯でかみ切って食べることは大切です。

　顎位が不安定な人は、奥歯でモグモグかめない人が多いようです。奥歯でかめるようになると、顎位も安定してくることがよくあります。「30．上手にガムをかめるかな？」をやるなどして、奥歯でモグモグかめるようになってもらいましょう。

33 上を向いて食べものを取りこまないように

　上を向いて食べると、食べ物が口の奥まで落ちていったり、たくさん入りすぎたりします。そうすると奥歯でモグモグかめずに、丸飲みすることにつながります。また、食べ物が気管の方へ入っていくリスクにもなります。

　いつも上を向いて食べている人はあまりいませんが、ときどき、上を向いて食べている人はいます。上顎前突、下顎前突、前歯部開咬の人など、あまり前歯でかみ切って食べる習慣がない人にその傾向があるように思います。そのような人には特に注意して、上を向いて食べないように気をつけてもらった方がよいと思います。

　また、矯正歯科治療等により前歯でかめるようになったら、前または少し下を向いて、前歯でかみ切って食べるように指導しましょう。「29．前歯でガムを2つに分けられるかな？」をやってもらったり、「32．前歯でかみ切って、奥歯でモグモグかんで食べましょう」を意識してもらうのもよいと思います。

34 スプーンで食べるとき

　赤ちゃんは離乳食を食べるとき、スプーン上の離乳食を上くちびるで口の中へ取り込んで食べます。下くちびるの上にスプーンを置くと、自然に上くちびるがおりてきて、上くちびるでスプーン上のものを口の中へ取り込んで食べるのです。成長後もスプーン上のものをくちびるで取り込んで食べるのが、人間にとって最も自然な食べ方です。

　上くちびるでスプーン上のものを口の中へ取り込むことで、口の前の方に食べ物が取り込まれるため、口の中でかんだりすりつぶしたり唾液と混ぜ合わせたりといった処理をしやすくなります。食べ物がいきなり口の奥の方へ入ってしまうと、口の中での処理が難しくなり、そのまま飲み込むことにつながります。

　上くちびるでスプーン上のものを取り込めるようになると、くちびるの動きもよくなり、普段から口を閉じやすくなるかもしれません。

　スプーンの使い方は、十人十色、人それぞれ癖がついていますので、一度、自分の食べ方を見直してみるとよいと思います。

35 コップで飲むとき（ペットボトルで飲むとき）

　飲み物が上くちびるにあたることで、これから飲むものがどのようなものなのかを判断しています。飲み物が上くちびるにあたらないと、いきなりのどの奥まで飲み物が入ってしまい、気管の方へ飲み物が行き、むせることにつながります。コップで飲むときには、コップのふちを上下のくちびるではさみ、上くちびるに飲み物を接触させながら飲むようにしましょう。

　上くちびるをぬらしたくないために、くちびるに飲み物をあてないようにして飲む人がいます。時と場合によって、そのような飲み方をするのは仕方ないと思いますが、そのような飲み方が習慣にならないようにしたいとこ

ろです。
　ペットボトルから飲むときも飲み口のふちを上下のくちびるではさみ、飲み物を上くちびるに接触させながら飲むようにしましょう。上手に飲む習慣がついていない子どものうちから、ペットボトルの飲み口全てを口へ入れる飲み方が習慣にならないようにしたいところです。

36 コップを深くくわえて飲んでいませんか？

　飲み物を飲むときに、コップを深くくわえて飲んでいる人がいます。このような人は、上の前歯の内側までコップのふちが入っていたり、舌の上にコップのふちがのってしまっている場合が多いです。
　上の前歯の内側までコップのふちが入っていると（出っ歯（上顎前突）の人で、特にこの傾向が見られます）、上くちびるをきちんと使って飲むことができません。「35．コップで飲むとき（ペットボトルで飲むとき）」で説明したように、飲み物を飲むときには、上下のくちびるでコップのふちをはさむことが大切です。
　舌の上にコップのふちがのっていると（受け口（下顎前突）の人で、特にこの傾向が見られます）、舌を上あご（口蓋）につけて飲むことができずに、おかしな飲み方になってしまいます。コップのふちを上下のくちびるではさみ、舌の先をスポットにつけて、舌全体を上あご（口蓋）につけて飲めることが大切です。
　そこで、コップは浅くくわえること（上下のくちびるではさむこと）、コップのふちに歯や舌をあてないようにすること、を注意してもらいましょう。また、コップから「ズズズ…」とすすって飲めることも大切です。コップからの飲み方は、長年の癖になっていることが多いので、繰り返し言い続けて、気をつけてもらうことが大切です。「37．飲み方に癖がついてしまっていたら、こんなふうに飲んでみましょう」をやってもらうのもよいと思います。

37 飲み方に癖がついてしまっていたら、こんなふうに飲んでみましょう

　上下の歯をかみ合わせることで、舌を前に出せなくなり、コップのふちに舌があたらなくなります。こうすることで、上下のくちびるでコップのふちをはさむようになります。あとは、舌の先をスポットにつけるようにすれば上手に飲めるはずです。
　コップを深くくわえて飲む人にも、この飲み方をやってもらうとよいでしょう。
　この方法で飲みにくい人は、「お口で こんな動き できるかな？」の項を順に身につけていきましょう。

38 口をゆすいで水をはき出すとき、どんなふうに はき出していますか？

　口をゆすいだ後、「プッ」と能動的に水をはき出している人と、ただ口を開けて重力で受動的に口から水が出ている人がいます。口をゆすいだ後は、「プッ」と能動的にはき出すべきだと筆者は考えています。
　水をはき出すときに、なぜか舌を前に出してしまう人がいます。舌が前に出ても問題ないのかもしれませんが、筆者としては、くちびるをとがらせて「プッ」という感じで水をはき出す方が、理にかなった口の動きのような気がしています。

39 口をとじて寝るようにしてみましょう

　寝ているとき、口が開いている人と閉まっている人がいます。口が開いている人の多くは、舌が上あご（口蓋）についていません。これがいびきや睡眠時無呼吸につながるといわれています。舌が上あご（口蓋）につき、口は閉まった状態で（閉じて）寝るのが理想です。
　眠りに落ちてしまった後はどうしようもないので、眠りに落ちる前までの間だけでも意識してみましょう。毎日意識することで、少しでも変化していくことを期待して………。

ちょっと一息

　私の医院に小学3年生のときから通院しているH君。彼は口の中にミラーを入れるだけで「オエッ」となり、印象はおろか、ブラッシング指導さえ困難な状況でした。この本（旧版）の項目を少しずつやってもらったのですが、ブクブクうがいの最中にも「オエッ」となってしまい、なかなか成果は上がりませんでした。そんな彼が小学6年生の頃、トランペットを始めました。中学生になると、全国大会に出場するレベルの学校でバリトンサックスを始めました。練習はかなりハードだったようですが、この頃から口の動きがみるみるよくなってきました。今では、ブクブクうがいは簡単にできますし、印象も第二大臼歯まで余裕で取れるようになりました。これは、バリトンサックスの練習により、口が動くようになり、口の適応力が向上した結果ではないかと私は考えています。

　私自身は、中学生と高校生のとき、トロンボーンを吹いていました。中学1年生でトロンボーンの吹き方を教わっているときに、「タンギング」という舌で音を切る演奏技術を習いました。この「タンギング」、周りの同級生はあっという間に習得できたのですが、私にはどうしてもできなくて、身につけるのに大変苦労したのを覚えています。その後、大学生のときに私は歯の矯正治療を受け、歯並び・かみ合わせを整えました。矯正治療前は食べるのがとても遅く、他人との食事がとても苦痛だったのですが、矯正治療後は人並みの速さで食べられるようになり、他人との食事がとても楽しい時間に変わりました。今振り返ってみますと、トロンボーンで「タンギング」を身につけて口が動くようになり、口の適応力が向上したおかげで、矯正治療後の歯並び・かみ合わせに上手く適応でき、その結果、人並みの速さで食べられるようになったのだと考えています。

　ディジュリドゥーという金管楽器のように唇を振動させて演奏する管楽器を練習をすることで、睡眠時無呼吸が改善したという研究論文があります（BMJ 2005;332:266-270）。ディジュリドゥーの練習によって、どうして睡眠時無呼吸が改善したのかはわかっていませんが、これも口がしっかり動くようになり、口の適応力が向上した結果ではないかと私は考えています。

　上記の事例から、管楽器の練習をして口が動くようになると、口の適応力が向上し、口に関するさまざまな事項に対してよい影響を与えるように思います。管楽器演奏では、たくさん口を動かし、呼吸のバランスもとるためだと思います。
　管楽器を練習したり、口を動かす練習をしたりして、しっかり口が動くようになることは、口にとってとてもよいことだと私は考えています。

お口のこんなところも見てみよう

（筆者が口腔機能に関して気になる点を少し紹介します。エビデンスはありませんのでご了承下さい。）

お口のこんなところも見てみよう

40 口をあけたとき、のどの奥まで見える

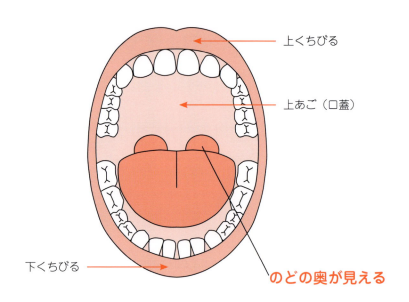

診療時に口を開けてもらうと、のどの奥（咽頭後壁）が見える人がいます。このような人に、「鼻から呼吸してください」と言うと、舌根と軟口蓋が接触して、のどの奥が見えなくなることがよくあります。口呼吸をしているために、のどの奥が見えてしまっているのだと思われます。

　このような人には、いつも鼻から呼吸するように指導しましょう。「1．こんなブクブクうがい できるかな？」、「2．こんなガラガラうがい できるかな？」、「3．歯みがきを10分以上続けられるかな？」、「9．カ（Ka）カ（Ka）カ（Ka）…と速く言えるかな？」、「11．口全体をふくらませられるかな？」、「12．口の前の部分をふくらませられるかな？」、「13．口の前の部分を上下交互にふくらませられるかな？」などをやってもらうのもよいと思います。

41 口腔前庭に指を入れると、痛がる

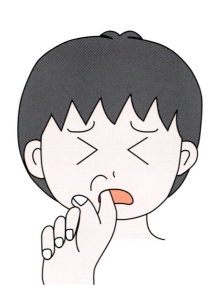

　口腔前庭（特に上唇の裏）に指を入れると、とても痛がる人がいます。乳幼児のときに見られる過敏が残っていて痛いのか、この部分の筋肉が普段使えていなくて、この筋肉を引っぱられることにより痛みが生じているのかはわかりませんが、この症状は口腔機能に問題を持っている人に多く見られるような気がします。

　このような人に対しては、口腔前庭に指を入れたまま約5～6秒間じっとすることを2、3回くり返すと、あまり痛がらなくなってきます。痛がらなくなるまで、この処置をくり返しやってみましょう（詳しくは、p.72「手を使って、お口を動かしてあげよう！」をご覧下さい）。

　また、「1．こんなブクブクうがい できるかな？」、「11．口全体をふくらませられるかな？」、「12．口の前の部分をふくらませられるかな？」、「13．口の前の部分を上下交互にふくらませられるかな？」、「25．くちびるをとがらせて、左右に動かせるかな？」などをやってもらうのもよいと思います。

お口のこんなところも見てみよう

42 口を大きくあけても、舌が後退しない

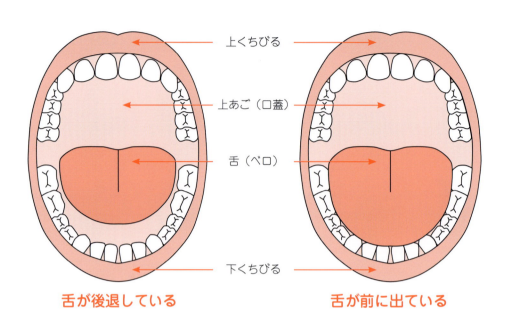

舌が後退している　　　　　舌が前に出ている

　口を大きく開けると、通常は左図のように舌は後退しますが、右図のように舌が下顎前歯に接触するくらい前に出る人がいます。このように舌が前に出る人は、口腔機能に問題を持っている人が多いように思います。

　皆さんも鏡を見ながら口を大きく開けてみて下さい。舌は下顎前歯に接触しないと思います。舌を下顎前歯に接触させようとすると、舌に少し力を入れる必要があることに気づくと思います。口を大きく開けたときに舌が前に出る人は、口全体のバランスが悪く、どこか動きの悪い部分を補うために、無意識のうちに舌に力が入っているのかもしれません（口を大きく開けたときの舌の位置がよくわからない人は、大あくびをするときに、舌がどこにあるのか少し意識してみて下さい）。

　舌が前に出る人には、舌が前に出ていることを説明して、理解してもらいましょう。そして、口を開けたときに舌を後退させてもらい、舌を前に出したときとの違いを感じてもらいましょう。

　その後、「1．こんなブクブクうがい できるかな？」、「2．こんなガラガラうがい できるかな？」（舌を前に出さずにガラガラすること）、「19．舌（ベロ）を上あご（口蓋）にすいつけたまま、口をあけて、じっとしていられるかな？」などをやってもらうとよいと思います。

43 いつも口がポカンとあいている、同時に舌も前に出ている

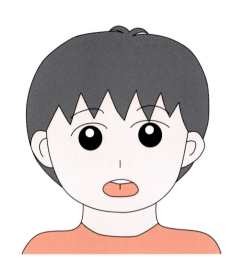
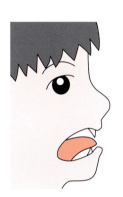

　口がポカンと開いている人はよく見かけますが、このときに舌も一緒に前に出ている人（舌が見えている人）がいます。口がポカンと開いている状態もあまりよいとは思いませんが、口がポカンと開くとともに舌も前に出ている人は、口腔機能に問題を抱えている人が多いように思います。

　口がポカンと開き、舌も前に出ている人の場合、まず、「12．口の前の部分をふくらませられるかな？」、「13．口の前の部分を上下交互にふくらませられるかな？」をしてもらうとよいと思います。この動きをした直後は、いつもポカンと開いている口が自然に閉じていることがよくあります。その後、「1．こんなブクブクうがい　できるかな？」、「2．こんなガラガラうがい　できるかな？」、「19．舌（ベロ）を上あご（口蓋）にすいつけたまま、口をあけて、じっとしていられるかな？」などをやってもらい、舌の位置や動きも整えていければよいと思います。

お口のこんなところも見てみよう

44 嘔吐反射が強い

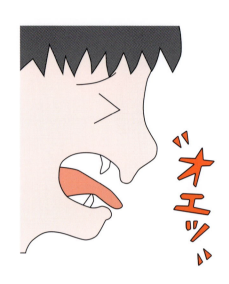

　口の中に触れると「オエッ」となる嘔吐反射の強い人がいます（本来は、吐き気を催しても実際に嘔吐しない場合を絞扼反射、実際に嘔吐する場合を嘔吐反射というようです。ここでは、簡易的に、両方を嘔吐反射として扱っています）。嘔吐反射は、歯科治療時にしばしば問題になりますが、いまだ、どのような人に強く表れるのかはわかっていません。

　この本の「p.86〈ちょっと一息〉」でも書いたように、部活で管楽器を一生懸命練習したことにより、重度の嘔吐反射が改善した人がいます。また、この本の「お口でこんな動きできるかな？」に一生懸命取り組むことで、嘔吐反射が軽減し、普通に印象採得できるようになった人もいます。苦手意識という中枢の問題があると難しい面もありますが、口をしっかり動かせるようになり、口をきちんと動かせるという自信を持ってもらい、鼻から呼吸できれば、嘔吐反射はある程度軽減できるのではないかと筆者は思っています。

　嘔吐反射が強い人には、嘔吐反射をあまり意識させることなく、「1．こんなブクブクうがい できるかな？」、「2．こんなガラガラうがい できるかな？」、「5．舌（ベロ）を細くしたまま、前に出したり後ろに下げたりできるかな？」、「6．舌（ベロ）を上下に反らすことができるかな？」、「9．カ（Ka）カ（Ka）カ（Ka）…と速く言えるかな？」、「12．口の前の部分をふくらませられるかな？」、「23．舌(ベロ)のまん中でガムをうすくできるかな？」、「28．くちびる、口角、下あごを、順番に動かせるかな？」、「30．上手にガムをかめるかな？」などをできるところから少しずつやってもらうとよいと思います。

45 下顎前歯に器具が触れると、舌尖がその部位に寄ってくる

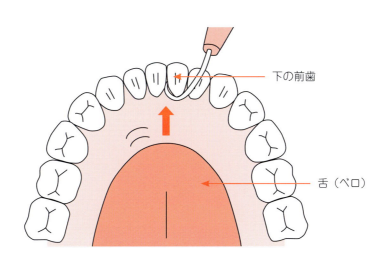

　下顎前歯舌側にスケーラーなどの器具を当てると、舌尖がその部位に寄ってくる人がいます。寄ってこない人もいます。おそらく、反射で舌がその部位に寄っていくのだと思われます。

　この反射と思われる動きが見られる人は、舌を上手に動かせないなど、口腔機能に問題を持っているような人が多いように思います。本来はある程度の年齢で消えていく反射が、口をあまりきちんと動かさないことにより、少し成長した後もこの反射が残存しているのではないかと、推測しています（もし、この分野の研究がすでに行われていて、ご存知の方がおられましたら、ぜひ、筆者にご指導、ご教示いただければうれしく思います）。

　この動きが見られる人については、「1．こんなブクブクうがい できるかな？」、「4．舌（ベロ）を広くしたり細くしたりできるかな？」、「19．舌（ベロ）を上あご（口蓋）にすいつけたまま、口をあけて、じっとしていられるかな？」、「30．上手にガムをかめるかな？」などをやってもらうとよいと思います。

お口のこんなところも見てみよう

46 かむ位置（顎位）が不安定

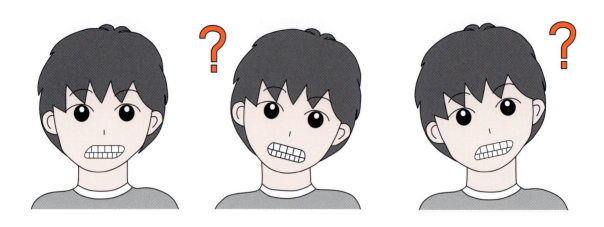

　かむ位置（顎位）が不安定な人の多くは、奥歯で咀嚼できないようです。

　そこで、このような人には、「30．上手にガムをかめるかな？」をやってもらい、まずは奥歯でしっかりかめるようになってもらった方がよいと思います。

　奥歯でかめるようになると、それだけでかむ位置（顎位）が安定してくる人がたくさんいます（奥歯でかめるようになってくると、苦手だった野菜が食べられるようになるなど、食生活が変わったと言われる方もおられますので、患者さんの声にちょっと耳を傾けてみるとおもしろいですよ）。

　元々かむ位置（顎位）が不安定だった人は、かむ位置（顎位）が安定しても、口の機能にまだたくさん問題を抱えています。そこで、かむ位置（顎位）が安定してきた後も、「30．上手にガムをかめるかな？」を継続してやってもらいながら、「4．舌（ベロ）を広くしたり細くしたりできるかな？」、「19．舌（ベロ）を上あご（口蓋）にすいつけたまま、口をあけて、じっとしていられるかな？」、「24．舌（ベロ）と上あご（口蓋）の間にアメをはさんだまま、じっとしていられるかな？」などをやってもらい、舌を上あご（口蓋）にきちんと吸い付けられるようになること、奥歯をかみ合わせたまま舌を上あご（口蓋）につけて、つばを飲み込めるようになることを目指してもらうとよいと思います。

47 口角があまり伸びない、逆にとても伸びる

〈口角鈎で口角を左右へ引っ張ったイメージ〉

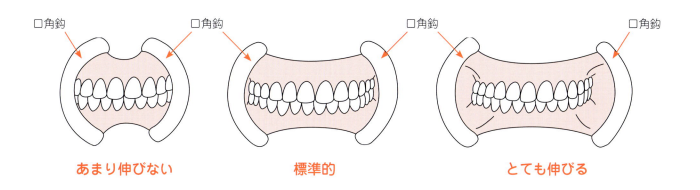

　口角があまり伸びない人、逆にとても伸びる人がいます。これは、口腔内写真を撮影するときなどに気づきます。口角があまり伸びない人、逆にとても伸びる人は、口腔機能に問題を抱えている人が多いように思います。

　口角があまり伸びない人は、あまりかまずに食べる人が多いような気がします。また、このような人は頰も硬いことが多く、あまり口を動かす習慣がないのかもしれません。このような人には、「1．こんなブクブクうがいできるかな？」、「11．口全体をふくらませられるかな？」、「12．口の前の部分をふくらませられるかな？」、「13．口の前の部分を上下交互にふくらませられるかな？」、「28．くちびる、口角、下あごを、順番に動かせるかな？」などをやってもらうとよいと思います。

　口角がとても伸びる人は、口腔内写真の撮影が楽でよいのですが、舌に問題を抱えている人が多いような気がします。具体的には、舌が前に出やすい人、舌を口蓋に吸い付けられない人、舌を思い通りに動かせない人、大舌の人、などです。このような人には、「4．舌を広くしたり細くしたりできるかな？」、「5．舌を細くしたまま、前に出したり後ろに下げたりできるかな？」、「15．舌を上あごにすいつけて、「ポン！」とならせるかな？」、「22．アメをはさんでも、口をあけたりかんだりできるかな？」などをやってもらうとよいと思います。

おわりに

　最近、矯正歯科治療を希望される方の中には、矯正歯科治療をする前にもっとやるべきことがある口の人が増えているような気がします。昔からいる口腔衛生状態がよくない人に加えて、口が動かない人、口を動かせない人が増えているような感じがするのです。

　矯正歯科治療を、歯を並べるだけの審美治療と考えるのであれば関係ないことかもしれませんが、かみ合わせも整えてしっかり噛んで食べられるようにする治療と考えれば、例えば、きちんと口を動かして噛めない人に、いくらかみ合わせを整えるように治療したとしても、あまり意味はないということに気付くと思います。これは、一般歯科についても同じことがいえるでしょう。きちんと噛む動きのない人に、いくら理想的な補綴物を入れたとしても、あまり意味はないように思います。要は、1本1本の歯を大切にしたり、きちんとかみ合わせを整えたりしたとしても、それを使いこなせる口ではない人が増えているような感じがするのです。

　矯正歯科の分野では、形態（歯並び・かみ合わせ）と機能（口の動き）との間に密接な関係があることが古くから知られています。1970年頃に、機能は形態に適応する、という論文がいくつか報告されたため、矯正歯科治療で形態を整えれば、機能に対してアプローチする必要はない、という考え方が主流を占めてきました。しかし近年、再び口腔機能について注目されてきています。人間の運動能力が約50年前とは変わってきているように、口腔機能も変化してきているためだと思われます。人間が変わってきているのです。

　このような状況ですので、今後は、形態を整える歯科治療について、もう少し考えていく必要があると私は思います。噛むことなどの口の機能をあまり考えずに形態を整える治療をするのか、その人のそのときの口の機能に合わせた形態にするように処置するのか、機能を高める練習をさせて機能と形態のバランスをとっていくのか、など、いろいろな方向性が考えられます。
　私としては、人間が本来持っている機能をできるだけ引き出して、口の機能を高めて、機能と形態とのバランスをとっていきたい、と考えています。そこで、いろいろな口の動きができるように、本書に書いたような指導を当院に通院されているすべての患者さんに行っています。

50年後、100年後、どのような方向に進んでいるのかはわかりません。未来人に、口の機能を高めようなどと、バカなことをしている人たちがいた、と言われているかもしれません。

　しかし、おいしいものをおいしく食べたり、楽しくおしゃべりしたりするなど、快適に生活するためには、口をきちんと動かせること、そして口がしっかり動くことは必須です。したがって今の時代は、人間が本来持っている機能をできるだけ引き出してあげるようにすることが、私は大切だと考えています。

　少しでも、多くの人たちの口がきちんと動くようになり、口のことを気にすることなく快適に生活できるようになっていただきたいと思い、本書を作成しました。少しでも皆様のお役に立てれば幸いです。

　　　　　　　　　　　　　　　　　　　　　　　　　　　　藤木　辰哉

■ **参考文献**

- 才藤栄一、向井美惠　監修：摂食・嚥下リハビリテーション第2版．医歯薬出版、東京、2007．
- 山口秀晴、大野粛英、佐々木洋、他　監修：口腔筋機能療法（MFT）の臨床．わかば出版、東京、1998．
- 金子芳洋　編：食べる機能の障害－その考え方とリハビリテーション－．医歯薬出版、東京、1987．
- 根本俊男：続・すべての管楽器奏者へ－歯のトラブルはこわくない－．音楽之友社、東京、1992．
- 近藤悦子：Muscle Wins! の矯正歯科臨床－呼吸および舌・咀嚼筋の機能を生かした治療－．医歯薬出版、東京、2007．
- 平下斐雄、山本照子：歯は動く－矯正歯科臨床の生物学的背景－．医歯薬出版、東京、2006．
- Logemann JA : Manual for the videofluorographic study of swallowing. 2nd ed, Pro-ed, Austin. Tex. 1993.
- Yeates EM, Molfenter SM, Steele CM : Improvements in tongue strength and pressure-generation precision following a tongue-pressure training protocol in older individuals with dysphagia: Three case reports. Clinical Investigations in Aging, 3 : 735-747, 2008.
- Hiiemae KM, Palmer JB : Tongue movements in feeding and speech. Crit Rev Oral Biol Med, 14 : 413-429, 2003.
- Kahrilas PJ, Lin S, Logemann JA, Ergun GA, Facchini F: Deglutitive tongue action: volume accommodation and bolus propulsion. Gastroenterology, 104 : 152-162, 1993.
- Kim EJ, Choi JH, Kim KW, Lee SH, Lee HM, Shin C, Lee KY, Lee SH : The impacts of open-mouth breathing on upper airway space in obstructive sleep apnea : 3D MDCT analysis. Eur Arch Otorhinolaryngol, 268 : 533-539, 2011.
- Puhan MA, Suarez A, Cascio CL, Zahn A, Heitz M, Braendli O : Didgeridoo playing as alternative treatment for obstructive sleep apnea syndrome : randomised controlled trial. BMJ, 332 : 266-270, 2005.
- Katia C.Guimaraes,Luciano F.Drager,Pedro R.Genta,Bianca F.Marcondes,Geraldo Lorenzi-Filho: Effects of oropharyngeal exercises on patients with moderate obstructive sleep apnea syndrome. Am J Respir Crit Care Med. 179: 962-966. 2009.

● ご意見・ご感想を下記までお寄せください！

ふじき矯正歯科

〒466-0834　名古屋市昭和区広路町字北石坂102-54 八事グランドビル6F
E-mail : fujiki-orthod@s6.dion.ne.jp

藤木 辰哉 （ふじき たつや）

◆略　歴◆
- 1994年　長崎大学歯学部卒業
- 1998年　岡山大学大学院歯学研究科修了（歯科矯正学専攻）博士（歯学）
- 1999年　岡山大学歯学部附属病院矯正科　文部教官　助手
  日本矯正歯科学会認定医
- 2004年　ふじき矯正歯科　開院

◆主要研究分野◆
顎顔面形態と嚥下時舌運動との関係

◆主要学術論文◆
- Tatsuya Fujiki et al. : A cineradiographic study of deglutitive tongue movement and nasopharyngeal closure in patients with anterior open bite. Angle Orthod, 70 : 284-289, 2000.
- Tatsuya Fujiki et al. : Deglutitive movement of the tongue under local anesthesia. Am J Physiol Gastrointest Liver Physiol, 280 : G1070-1075, 2001.
- Tatsuya Fujiki et al. : Relationship between maxillofacial morphology and deglutitive tongue movement in patients with anterior open bite. Am J Orthod Dentofac Orthop, 125 : 160-167, 2004.
- Tatsuya Fujiki et al: Deglutitive tongue movement after correction of mandibular protrusion: a pilot study. Angle Orthod. 83 : 591-596, 2013.

新 お口で こんな動き できるかな？
— 口の適応力向上トレーニング —
「お口でこんな動きできるかな？」
（平成24年初版）を増頁改訂

発　行　平成28年10月25日　第1版第1刷
著　者　藤木辰哉
©Tatsuya Fujiki, 2016. Printed in Japan
発行者　若松明文
発行所　医学情報社
　　　　〒113-0033 東京都文京区本郷3-24-6-105
　　　　TEL 03-5684-6811　FAX 03-5684-6812
　　　　URL http://www.dentaltoday.co.jp
　　　印刷　株式会社シナノ
　　　落丁・乱丁本はお取り替えいたします
　　　禁無断転載・複写　ISBN978-4-903553-64-1